Jeena J.
Ambili R.
Niranjana J. Mohan

BIOMARCADORES SALIVARES

Jeena J.
Ambili R.
Niranjana J. Mohan

BIOMARCADORES SALIVARES

ScienciaScripts

Imprint

Cover image: www.ingimage.com

This book is a translation from the original published under ISBN 978-620-7-99495-3.

Publisher:
Sciencia Scripts
is a trademark of
Dodo Books Indian Ocean Ltd. and OmniScriptum S.R.L publishing group

120 High Road, East Finchley, London, N2 9ED, United Kingdom
Str. Armeneasca 28/1, office 1, Chisinau MD-2012, Republic of Moldova, Europe
Printed at: see last page
ISBN: 978-620-7-99241-6

ÍNDICE

CAPÍTULO 1: INTRODUÇÃO

A doença periodontal é uma infeção bacteriana crónica caracterizada por inflamação persistente, degradação do tecido conjuntivo e destruição do osso alveolar[1] . É o impacto paradoxal da resposta inflamatória do hospedeiro suscetível ao desafio microbiano que, em última análise, leva à destruição dos tecidos periodontais e à subsequente perda de dentes. Existem dois tipos de doenças periodontais: reversíveis e não reversíveis. A gengivite, uma resposta inflamatória reversível aos biofilmes da placa dentária, é caracterizada por um aumento inicial do fluxo sanguíneo, um aumento da permeabilidade vascular e a infiltração de células do sangue periférico (monócitos-macrófagos e leucócitos polimorfonucleares, ou PMNs) no tecido conjuntivo periodontal.

Os clínicos e os investigadores em saúde oral enfrentam desafios no diagnóstico das fases activas da doença periodontal e na identificação de indivíduos sensíveis ou locais em risco de contrair a doença. De facto, não existem normas de diagnóstico bem reconhecidas para definir o fenótipo da periodontite em investigações clínicas devido à sua subjetividade e variabilidade, o que torna difícil a comparação dos resultados de vários estudos[2] .

As técnicas de diagnóstico convencionais, incluindo a hemorragia à sondagem, o nível de inserção, o índice de placa, a profundidade da bolsa periodontal e a avaliação radiográfica da perda de osso alveolar, são úteis para avaliar a gravidade da doença, mas oferecem uma visão limitada da atividade da doença[3] . O melhor preditor de atividade da doença atualmente disponível é a hemorragia à sondagem; no entanto, não é suficientemente específico e, por isso, apresenta demasiados falsos positivos. Por outro lado, a ausência de hemorragia à sondagem é um indicador negativo altamente preciso da atividade da doença[4] .

Rho et al. cunharam a palavra "biomarcador" para se referirem à presença ou ausência de um determinado material biológico pela primeira vez em 1973. Um biomarcador é uma molécula única no organismo com uma propriedade única que a torna útil para avaliar a evolução de uma doença ou os efeitos de um tratamento. Pode ser caracterizado como uma medida farmacológica ou fisiológica que é utilizada para prever um acontecimento perigoso.[5]

Os biomarcadores foram definidos de várias formas, tais como,

(i) Uma caraterística que pode ser medida e avaliada como um indicador de processos biológicos normais, processos patológicos ou respostas farmacológicas a intervenções terapêuticas (NIH Biomarkers Definitions Working Group, 1998).

(ii) Qualquer substância, estrutura ou processo que possa ser medido no organismo ou nos seus produtos e que possa influenciar ou prever a incidência ou o resultado de uma doença (Programa Internacional de Segurança Química da OMS).

(iii) Uma métrica objetiva que tenha sido avaliada e verificada como um processo patogénico, uma reação farmacológica a uma intervenção terapêutica ou um indicador fisiológico de saúde é designada por biomarcador[6] . Oferece um método dinâmico e potente para compreender melhor a gama de diferentes doenças, com aplicações claras em ensaios clínicos, epidemiologia analítica e prevenção, diagnóstico, prognóstico e gestão de doenças. Podem ser incluídos no sangue, nas fezes, na urina, no tecido tumoral e noutros tecidos e fluidos fisiológicos, como a saliva e o FGC.

Caraterísticas ideais do biomarcador:

Deve ser

- clinicamente relevante
- Simples
- Fiável
- Específico e sensível
- Não invasivo
- Eficiência de custos para o acompanhamento
- Fácil de medir

Objectivos do marcador de diagnóstico:

- Objetivo 1- Deteção de um caso de periodontite, ou seja, distinguir a periodontite da saúde e da gengivite
- Objetivo 2- Classificação de um caso de periodontite, ou seja, periodontite crónica ou periodontite agressiva

- Objetivo 3- Planeamento do tipo e extensão adequados do tratamento
- Objetivo 4 - Acompanhamento do doente tratado, para adaptar os cuidados de manutenção às necessidades biológicas do sujeito
- Objetivo 5- Monitorização da doença sistémica

As cinco fases fundamentais de análise que constituem o modelo hierárquico de avaliação das tecnologias de diagnóstico são o local onde deve ser avaliada a eficácia de qualquer teste de diagnóstico.

- Analítica (precisão e exatidão)
- Diagnóstico (sensibilidade e especificidade)
- Eficácia dos resultados para o doente (tomada de decisões médicas)
- Operacional (valor preditivo e eficiência)
- Custo/benefício (eficácia social)

A descoberta de biomarcadores para o rastreio e diagnóstico precoce de doenças (testes de prognóstico) ou para a eficácia terapêutica (testes de diagnóstico) tem-se revelado uma questão importante na periodontologia. Os biomarcadores informativos têm sido considerados o substituto mais viável para a epidemiologia ambiental tradicional, uma vez que também podem atuar como sentinelas precoces de doenças[7] .

FONTES DE BIOMARCADORES NA DOENÇA PERIODONTAL

Os potenciais biomarcadores da atividade da doença periodontal estariam envolvidos na patogénese da doença ou seriam libertados como consequência de danos nos tecidos durante a progressão da doença (Taylor, 2014). As fontes são apresentadas na figura 1.

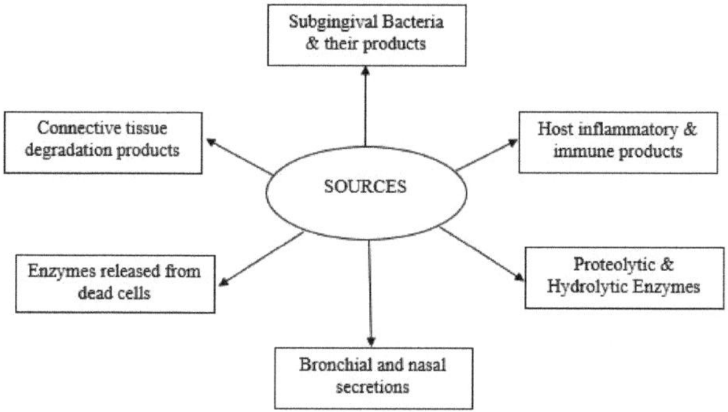

Figure 1: Sources of biomarkers in periodontal disease

Amostras biológicas para biomarcadores na doença periodontal

- ✓ GCF
- ✓ Placa supra/subgengival
- ✓ Soro/plasma
- ✓ Tecido gengival
- ✓ Saliva

REFERÊNCIAS:

1. Armitage GC. Desenvolvimento de um sistema de classificação para doenças e condições periodontais. Ann Periodontol. 1999 Dec;4(1):1-6.
2. Borrell LN, Papapanou PN. Epidemiologia analítica da periodontite. J Clin Periodontol. 2005;32 Suppl 6:132-58
3. Página RC. Doenças periodontais: um novo paradigma. J Dent Educ. 1998 Oct;62(10):812-21
4. Lang NP, Joss A, Orsanic T, Gusberti FA, Siegrist BE. Hemorragia à sondagem. Um fator de previsão da progressão da doença periodontal? J Clin Periodontol. 1986 Jul;13(6):590-6

5. Al-Tarawneh SK, Border MB, Dibble CF, Bencharit S. Definição de biomarcadores salivares utilizando proteómica baseada em espetrometria de massa: uma revisão sistemática. OMICS. 2011 Jun;15(6):353-61

6. Grupo de Trabalho sobre Definições de Biomarcadores... Biomarkers and surrogate endpoints: preferred definitions and concetual framework. Clin Pharmacol Ther. 2001 Mar;69(3):89-95.

7. Bonassi S, Neri M, Puntoni R. Validation of biomarkers as early predictors of disease. Mutat Res. 2001 Sep 1;480-481:349-58

CAPÍTULO 2
SALIVA: INSTRUMENTO DE DIAGNÓSTICO DA DOENÇA PERIODONTAL

Uma vez que a saliva é um reflexo do corpo, pode ser utilizada para rastrear o desenvolvimento de certas doenças, bem como a saúde geral.[1] Um componente vital da manutenção da saúde oral é a saliva, que é segregada pelas glândulas salivares e mucosas. O fluido, que inclui mediadores da resposta do hospedeiro e micróbios produzidos localmente, é facilmente obtido através de uma técnica de recolha completamente não invasiva. Pode constituir a base para um teste de diagnóstico específico do doente para a periodontite, uma vez que contém indicadores de doença periodontal gerados local e sistemicamente.

Os três pares de glândulas salivares maiores - a parótida, a submandibular e a sublingual - produzem a maior parte da saliva, com centenas de glândulas menores nos tecidos bucal, labial e palatino produzindo quantidades menores[2] . A saliva é um fluido rico em albumina sérica, proteínas antibacterianas e imunomoduladoras. Estas proteínas apoiam a integridade da cavidade oral em geral, lubrificam a mucosa e protegem a estrutura dentária.[3] Além disso, a saliva produzida pode ter um papel importante no desenvolvimento e progressão da doença periodontal devido à sua importância na criação de biofilmes orais e na defesa do hospedeiro. A saliva total é um ato de equilíbrio intrincado entre fontes sistémicas e locais. Isto torna possível a utilização da saliva no diagnóstico de condições que envolvem as glândulas salivares, bem como de doenças orais e condições sistémicas[4] . A saliva, sendo um fluido oral multiconstituinte, tem um elevado potencial para a vigilância da saúde e da doença em geral.

Nos últimos 20 anos, a saliva tem sido cada vez mais examinada como fluido de diagnóstico para a deteção de doenças sistémicas, incluindo a hepatite e a presença do vírus da imunodeficiência humana (VIH) ou da hepatite C[5] , periodontite, cancro oral, cancro da mama e risco de cárie. Embora os testes clínicos baseados na saliva sejam muito promissores, é necessária uma investigação mais aprofundada para identificar os principais marcadores candidatos que podem ser avaliados em simultâneo para criar um perfil para a monitorização, o diagnóstico e o prognóstico de doenças orais.

A comparação entre a saliva, o FGC e o sangue como fonte de biomarcadores para a doença periodontal é apresentada no Quadro 1

A análise da saliva tem dois objectivos,

1) Identificar indivíduos com várias doenças

2) Acompanhar a evolução das pessoas afectadas em tratamento

SALIVA	GCF	SANGUE
Não invasivo	Não invasivo	Invasivo
Económico	Económico	Económico
Menos sensível à técnica do que o GCF	Técnica sensível	A adesão dos doentes é menor
Mais seguro	Contaminação	Inconveniente
Mais fácil de manusear do que o sangue	A adesão do doente é inferior à da saliva	

Tabela 1: Comparação entre a saliva, o FGC e o sangue como fonte de biomarcadores na patogénese periodontal

REFERÊNCIAS

1. Edgar WM. Saliva: sua secreção, composição e funções. British dental journal. 1992 Abr;172(8):305-12.
2. Veerman EC, Van den Keybus PA, Vissink A, Amerongen AN. Salivas glandulares humanas: a sua recolha e análise separadas. Revista europeia de ciências orais. 1996 Aug;104(4):346-52.
3. Ship JA, Pillemer SR, Baum BJ. Xerostomia e o paciente geriátrico. Journal of the American Geriatrics Society. 2002 Mar;50(3):535-43.
4. Caporossi L, Santoro A, Papaleo B. A saliva como matriz analítica: estado da arte e aplicação na biomonitorização. Biomarkers. 2010 Sep 1;15(6):475-87.
5. Christodoulides N, Floriano PN, Miller CS, Ebersole JL, Mohanty S, Dharshan P, Griffin M, Lennart A, Ballard KL, King Jr CP, Langub MC. Lab-on-a-chip methods for point-of-care measurements of salivary biomarkers of periodontitis. Anais da Academia de Ciências de Nova Iorque. 2007 Mar;1098(1):411-28.

CAPÍTULO 3
FUNÇÕES DOS COMPONENTES SALIVARES E TÉCNICAS UTILIZADAS PARA A RECOLHA DE SALIVA

FUNÇÕES DOS COMPONENTES SALIVARES

1. Funções de proteção Lubrificação Antimicrobiana Integridade da mucosa Lavagem ou limpeza Tampão Remineralização	mucinas, glicoproteínas ricas em prolina, água proteínas salivares: lisozima, lactoferrina, lactoperoxidase mucinas, cistatinas, histatinas, IgA secretora; glicoproteínas ricas em prolina mucinas, electrólitos, água
2. Funções relacionadas com a alimentação e a fala Preparação dos alimentos Digestão Discur so de gosto	água bicarbonato, iões fosfato, proteínas cálcio, fosfato, estatherina, proteínas aniónicas ricas em prolina água, mucinas amilases, lipase, ribonuclease, proteases, água, mucinas água, água de gustina, mucinas

Quadro 1: Funções dos componentes salivares envolvidos

TÉCNICAS UTILIZADAS PARA A RECOLHA DE SALIVA

A saliva que é exclusiva de uma glândula ou de um conjunto pode ser recolhida com ou sem estimulação gustativa. As secreções das glândulas parótidas, submandibulares, sublinguais e mucosas menores, bem como o fluido crevicular gengival, células epiteliais descamadas, bactérias, leucócitos, resíduos alimentares e sangue, constituem a saliva total não estimulada. Existem várias formas de obter saliva estimulada em resposta a estímulos mastigatórios ou gustativos, tais como cera de parafina, base de goma, elásticos e ácido cítrico[1] .

MÉTODOS DE RECOLHA DE SALIVA

Métodos de recolha de saliva (Quadro 2)[2]

SALIVA	MÉTODO
Misto	Método de drenagem/escarro: Pede-se ao sujeito que acumule saliva no pavimento da boca e depois cuspa para um tubo de ensaio previamente pesado ou graduado.
Misto	Método de aspiração: A saliva é continuamente aspirada do pavimento da boca para um recipiente de recolha adequado
Misto	Método da zaragatoa (absorvente): Uma zaragatoa, um rolo de algodão ou uma esponja de gaze previamente pesados são colocados na boca, nos orifícios das glândulas principais, e são retirados para nova pesagem no final do período de colheita.
Parótida	Dispositivo Carlson-Crittenden modificado: O dispositivo tem duas câmaras. A câmara interior é colocada sobre o orifício da parótida
	e ligada à tubagem que transporta a saliva para o recipiente de recolha. A câmara exterior está ligada a um bolbo de compressão de vácuo. O bolbo é comprimido e o coletor é então colocado sobre a abertura da conduta.

Submandibular/sublingual	Difícil de recolher saliva individual, uma vez que as secreções entram através de um sistema de ductos comum. Para a saliva combinada submandibular-sublingual, podem ser fabricados colectores personalizados. Estes dispositivos contêm uma câmara central para a recolha de saliva submandibular e uma ou duas câmaras laterais para a recolha de saliva sublingual.
Submandibular/sublingual	Depois de bloquear a secreção salivar parotídea colocando uma gaze no orifício dos canais parotídeos, a saliva pode ser recolhida do pavimento da boca com uma micropipeta.
Glândulas menores	As secreções das glândulas menores podem ser recolhidas com uma micropipeta, papel de filtro absorvente ou tiras da superfície interna dos lábios, palato ou mucosa bucal e quantificadas por diferenças de peso ou utilizando um dispositivo periotron.

Uma vez que a recolha de saliva não é invasiva e é simples, pode ser repetida várias vezes, o que pode ajudar no diagnóstico precoce, no acompanhamento da evolução de uma doença ou no controlo da eficácia de um plano de tratamento com pessoal minimamente qualificado. Devido a esta vantagem, os investigadores que estão à procura de uma forma diferente de simplificar um método de diagnóstico são atraídos para a utilização da saliva. Como resultado, o marcador de diagnóstico tem de ser benéfico para o doente. Em vez de se concentrar apenas nos locais simplificados, uma amostra de um ou alguns locais deve representar com exatidão a condição e as necessidades do doente. A concentração relativamente baixa de várias biomoléculas significativas na saliva, em comparação com o soro ou o plasma, bem como a indisponibilidade de equipamento e ensaios suficientemente simples e sensíveis para serem utilizados, têm sido obstáculos à utilização de fluidos orais.

REFERÊNCIAS

1. Sreebny LM. Saliva na saúde e na doença: uma avaliação e atualização. Int Dent J. 2000 Jun;50(3):140-61
2. Sahingur SE, Cohen RE. Análise das respostas do hospedeiro e do risco de progressão da doença. Periodontol 2000. 2004;34:57-83

CAPÍTULO 4

BIOMARCADORES SALIVARES NA DOENÇA PERIODONTAL

A saliva total contém níveis variáveis de produtos de degradação bacteriana, lipopolissacáridos, produtos brônquicos, microrganismos, células epiteliais e imunológicas, soro, produtos séricos, fluido crevicular gengival, electrólitos e outros compostos estranhos. A saliva é, portanto, o instrumento de diagnóstico periodontal mais eficaz. Verificou-se que a saliva, o fluido crevicular gengival e os tecidos gengivais de doentes com periodontite incluem substâncias químicas destruidoras de tecidos e mediadores inflamatórios periodontais[1] . Diferentes bactérias periodontopáticas têm caraterísticas de virulência que podem induzir diretamente a destruição dos tecidos do hospedeiro ou desencadear uma resposta do hospedeiro. Esta última faz com que as células do hospedeiro libertem mediadores bioquímicos, o que, em casos extremos, resulta na destruição do tecido do hospedeiro[2] . Prostaglandinas, citocinas e proteinases são alguns destes mediadores. Sabe-se que numerosas enzimas produzidas pelas bactérias, incluindo as que decompõem o colagénio, as enzimas do tipo elastase, as proteases do tipo tripsina, as aminopeptidases e as dipeptidil peptidases, desempenham um papel significativo na degradação dos tecidos. Enzimas, proteínas e outros mediadores inflamatórios derivados de hospedeiros e bactérias parecem ter um grande potencial como biomarcadores salivares para a deteção da doença periodontal. Três aspectos importantes dos processos patogénicos na doença periodontal - inflamação, degradação do colagénio e renovação óssea - têm indicadores proteómicos salivares específicos descobertos.

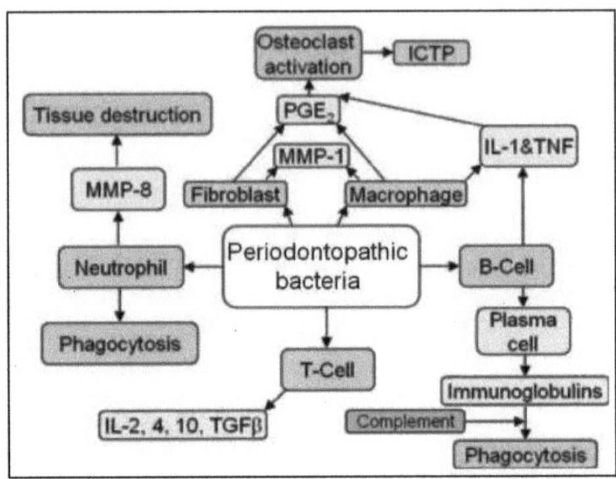

Figura 1: Diagrama de fluxo indicando células, enzimas, imunoglobulinas e outros potenciais biomarcadores proteómicos para a doença periodontal e o seu envolvimento na sua patogénese.

Os lipopolissacáridos bacterianos e outros produtos microbianos (por exemplo, ADN bacteriano) podem provocar respostas inatas de defesa do hospedeiro. Consequentemente, uma pletora de citocinas, incluindo a prostaglandina E2, o fator de necrose tumoral (TNF), as interleucinas IL-1 e IL-6 e os leucócitos polimorfonucleares neutrófilos, os monócitos e os macrófagos activados, são atraídos para o local e conduzem a processos inflamatórios adicionais. Consequentemente, os leucócitos polimorfonucleares e o osso alveolar produzem metaloproteinases da matriz (MMPs), enzimas potentes que decompõem o colagénio. Após a sua libertação no ambiente, a osteocalcina e o telopeptídeo carboxiterminal reticulado com piridinolina são transportados para a bolsa periodontal pelo fluido crevicular gengival.[3]

Os biomarcadores salivares são classificados em biomarcadores avançados, tais como biomarcadores proteómicos, microbianos e outros biomarcadores, bem como derivados do hospedeiro, derivados de bactérias, produtos de degradação dos tecidos e indicadores diversos. A Tabela 1 apresenta a classificação dos biomarcadores salivares.

Enzimas derivadas do hospedeiro e seus inibidores	**Mediadores inflamatórios e modificadores da resposta do anfitrião**	**Produtos de decomposiçã o de tecidos**	**Biomarcador es diversos**
Metaloprotei nases de matriz	Citocinas - Interleucina 1-10	Osteonectin a,	Mucina

	TNF-alfa	Osteocalcin a	
Fosfato alcalino	Prostaglandina E2	Ácido hialurónico	Factores de crescimento - Factores de crescimento epidérmico Factores de crescimento endotelial vascular Factores de crescimento derivados de plaquetas
Fosfatase ácida	Fase aguda reactores	ICTP	Factores de coagulação
Beta-glucuronidase	Kallikreins	Hidroxiprolina	Salivarions:Cálcio Sódio Potássio Magnésio
Beta-galactosidase	Lactoferrina		
Lisozima Peroxidase	Imunoglobulinas		
Cistatinas	Osteopontina		
	Divisão de complementos produto (C3C)		

Quadro 1: Biomarcadores salivares

ENZIMAS E INIBIDORES DERIVADOS DO HOSPEDEIRO

- **METALOPROTEINASES DA MATRIZ**

A classe mais significativa de proteinases são as metaloproteinases da matriz (MMPs), que estão envolvidas na renovação normal da saúde e na cicatrização de feridas, para além da degradação das proteínas da matriz na periodontite. Conhecidas como um grupo, as matrixinas são uma multigenefamília de endopeptidases que pertencem à classe das metaloproteinases. Vinte e três das vinte e quatro MMPs distintas que foram clonadas até à data encontram-se em seres humanos. Com base principalmente na especificidade do substrato e na estrutura molecular, são classificadas em colagenases: colagenase-1 (MMP-1), colagenase-2 (MMP-8), colagenase-3 (MMP13), colagenases (MMP-9), estromelisinas, MMP de tipo membranar e MMP adicionais.

Através do processamento de moléculas bioactivas, tais como receptores de superfície celular, citocinas, hormonas, defensinas, moléculas de adesão e factores de crescimento, as MMPs têm um impacto significativo no controlo da comunicação celular, na eliminação de moléculas e nas funções imunológicas. As alterações no delicado equilíbrio entre a produção e a expressão das MMP e os seus principais inibidores endógenos, os inibidores tecidulares das metaloproteinases da matriz (TIMPS), regulam a atividade das MMP. Pensa-se que o desequilíbrio entre as MMPs e os inibidores tecidulares das metaloproteinases da matriz (TIMPs) é o que dá início à doença periodontal, causando a degradação do osso alveolar, da membrana basal e da matriz extracelular.

Gangbar et al.,1990 detectaram MMPs com menos frequência na saliva[4]

A concentração de TIMP-1 em toda a saliva de pacientes com doença periodontal era evidentemente mais baixa do que a de participantes clinicamente saudáveis, de acordo com um estudo de 1994 de Hayakawa et al. Após a primeira terapia periodontal, foram observadas alterações recíprocas significativas de TIMP-1 (aumento).[5]

Embora os níveis salivares de MMP-1 fossem comparáveis em ambos os grupos, Ingman et al., 1996[6] descobriram que os doentes com periodontite tinham níveis mais elevados de MMP-8 na saliva do que as pessoas saudáveis.

De acordo com Miller et al. (2006)[7] , a periodontite parece ativar a MMP-1. Além disso, foi observado que as pessoas com periodontite tinham níveis mais elevados de MMP-2, MMP-3 e MMP-9 na sua saliva.

De acordo com Frodge et al. (2008)[8] , os pacientes que apresentavam sinais clínicos de periodontite tinham níveis salivares mais elevados de TNF-α. Isto sugere que o TNF-α pode ser incluído num painel de biomarcadores salivares que podem ajudar no rastreio, diagnóstico e tratamento da doença periodontal.

Christodoulides et al. (2007) descobriram que a MMP-8 é consideravelmente mais elevada na saliva total dos doentes com periodontite[9] .

De acordo com Zang et al. (2009), pensa-se que as MMPs derivadas do hospedeiro são catalisadores importantes para a degradação da matriz extracelular associada às doenças periodontais[10] .

Num estudo publicado em 2010, Gursoy et al.[11] examinaram as concentrações de MMP-8, MMP-14, TIMP-1 e ICTP em amostras salivares de 165 participantes. Destes, 84 tinham pelo menos 14 dentes com bolsas periodontais (profundidade de bolsa ≥4 mm), enquanto os restantes 81 indivíduos serviram de controlo. Os doentes com periodontite apresentavam maiores quantidades salivares de MMP-8, TIMP-1 e ICTP do que os controlos.

Uma investigação piloto foi realizada por Isaza-Guzmán et al. (2011)[12] com o objetivo de determinar a correlação entre o genótipo MMP-9-1562C/T, o equilíbrio MMP-9/TIMP-1 salivar e o estado clínico periodontal. Foi determinado se os níveis salivares de MMP-9, TIMP-1 e o rácio MMP-9/TIMP-1 estavam associados à PC. Em comparação com os controlos saudáveis, os níveis de ambos os marcadores e os seus rácios no grupo com PC mostraram-se consideravelmente mais elevados.

A fim de estabelecer a MMP-8 como um diagnóstico não invasivo para a identificação precoce da periodontite crónica, Namita Gupta et al. (2015)[13] realizaram um estudo destinado a correlacionar os níveis salivares de MMP-8 e as caraterísticas periodontais da periodontite crónica. Foram encontradas associações positivas e significativas entre os níveis de MMP-8 e o estado periodontal (PPD, CAL, GI e PI) dos grupos I e II. Os resultados do estudo mostraram que as pessoas com periodontite crónica tinham concentrações mais elevadas de MMP-8.

O efeito da administração oral de Bifidobacterium animalis subsp. lactis BB-12 e Lactobacillus rhamnosus nos níveis salivares de Matrix Metalloproteinases (MMP)-8, MMP-9 e Tissue Inhibitor of Metalloproteinases (TIMP)-1 em adultos saudáveis foi investigado por Heli Jäsberg et al. (2018)[14] num estudo de controlo aleatório. Além disso, foram examinadas as correlações entre MMP-8, MMP-9 e TIMP-1 e os índices de placa e gengival, a contagem de estreptococos mutans e lactobacilos salivares e a taxa de secreção de saliva estimulada. Os resultados do estudo, que revelaram níveis mais elevados de MMP-9 e níveis mais baixos de TIMP-1 na saliva, podem sugerir que os probióticos têm efeitos imunomoduladores na boca.

Além disso, os níveis elevados de MMP-9 na saliva podem ser um sinal das capacidades de defesa das metaloproteinases da matriz.

Para comparar os níveis de metaloproteinase de matriz salivar (MMP)-8 em pacientes com periodontite e controlos saudáveis e para avaliar a utilidade diagnóstica da MMP-8 na periodontite, Lin Zhang et al. (2018)[15] realizaram um estudo abrangente. Dez estudos no total, incluindo 485 pacientes com periodontite e 379 controlos saudáveis, satisfizeram os requisitos de inclusão pré-determinados. Oito estudos concluíram que os níveis salivares de MMP-8 eram mais elevados em pacientes com periodontite do que em controlos saudáveis ($P < .05$), enquanto dois estudos concluíram o contrário ($P > .05$). Uma meta-análise revelou que, em geral, os doentes com periodontite apresentavam níveis de MMP-8 salivares significativamente mais elevados do que os controlos saudáveis.

Foi efectuada uma avaliação sistemática por Puk de Brouwer et al[16] . em 2022 para comparar as concentrações de TIMP-1 nos fluidos orais de pacientes com periodontite ou gengivite com as de pessoas saudáveis. A relação entre a periodontite/gengivite e a concentração de TIMP-1 na saliva estimulada, na saliva não estimulada e no fluido crevicular gengival (GCF) foi examinada utilizando a meta-análise e o modelo de efeitos aleatórios. A análise revelou que não existe uma diferença estatisticamente significativa no conteúdo de TIMP-1 nas secreções orais entre os distúrbios periodontais e outras condições.

Pouyan Razavi et al., 2023 realizaram um estudo transversal sobre a saliva de 22 doentes com periodontite crónica e 17 indivíduos de controlo saudáveis. O estudo demonstrou que a MMP3 parece ter um impacto destrutivo na saliva na periodontite crónica, mas não a MMP9[17] .

- **FOSFATASE ALCALINA**

A fosfatase alcalina é uma enzima ligada à membrana e uma glicoproteína. Em pH alcalino, hidrolisa as ligações éster de monofosfato, aumentando localmente as concentrações de iões fosfato. A fosfatase alcalina é uma enzima crucial no periodonto porque desempenha um papel na homeostase óssea, na produção e manutenção do cimento radicular e na renovação regular do ligamento periodontal. Embora os fibroblastos, osteoblastos e osteoclastos estejam entre as várias células que a criam, os neutrófilos são a principal fonte de fosfatase alcalina no fluido crevicular gengival. A fosfatase alcalina neutrofílica encontra-se em compartimentos intracelulares e está ligada à membrana. Acredita-se que esteja envolvida na produção de superóxido e que seja um participante geral na primeira linha de defesa, que é composta principalmente por neutrófilos[18] .

Neda Rasaei et al. realizaram uma investigação epidemiológica analítica em 2022[19] para medir os níveis de fluido crevicular gengival e de fosfatase alcalina salivar em pacientes com periodontite crónica e em indivíduos saudáveis. Foram avaliadas 23 pessoas saudáveis e 23 pacientes com periodontite crónica grave. Os resultados demonstraram que, em comparação com indivíduos saudáveis, os pacientes com periodontite crónica apresentavam níveis médios consideravelmente mais elevados da enzima ALP no FGC e na saliva. Consequentemente, parece que este parâmetro pode ser útil no processo de diagnóstico bioquímico da doença periodontal.

- **FOSFATASE ÁCIDA**

Durante a digestão, os grupos fosfato ligados são libertados de outras moléculas pela fosfatase ácida, um tipo de enzima fosfatase. Em termos simples, trata-se de uma fosfomonoesterase. Tem um pH ácido ótimo porque é mantida nos lisossomas e actua quando estes se combinam com os endossomas, que são acidificados durante a sua ação.

Para avaliar os níveis de atividade da fosfatase alcalina e da fosfatase ácida salivares como indicadores bioquímicos da doença periodontal, Sarita Dabra et al. (2012)[20] realizaram uma série de casos. A atividade da fosfatase alcalina e da fosfatase ácida na saliva dos doentes com doença periodontal foi estatisticamente mais elevada do que no grupo de controlo. Depois de receber terapia periodontal tradicional, houve uma diminuição notável nos níveis de enzimas.

- **BETA-GLUCURONIDASE**

A enzima lisossómica B-glucuronidase (BG) está presente nos grânulos primários dos neutrófilos. A utilização da BG como diagnóstico periodontal tem sido objeto de relativamente poucas investigações[21] . A maioria destas tem origem no trabalho de um único grupo de estudo. De acordo com estudos transversais, os locais com doença periodontal mais grave, determinada por critérios clínicos, têm normalmente uma maior atividade total de BG no fluido crevicular gengival.

Prabhahar et al. (2014) realizaram um estudo de caso-controlo para estimar a atividade da β-glucuronidase salivar como um marcador de doença periodontal. O grupo experimental apresentou um nível mais elevado de β-glucuronidase salivar do que os pacientes de controlo, e foi observada uma correlação linear positiva notável entre a profundidade da bolsa de sondagem e o nível de β-glucuronidase salivar no grupo experimental[22] .

A fim de avaliar a correlação entre os parâmetros clínicos periodontais e a atividade da beta-glucuronidase (β) salivar, Ramamurthy et al. (2014)[23] realizaram um estudo comparativo envolvendo pacientes com periodontite crónica que tinham diabetes mellitus e aqueles que não tinham. Nos grupos experimentais, verificou-se uma notável correlação linear positiva entre o nível de β Glucuronidase salivar e o nível de fixação clínica, medido pela profundidade de sondagem. Ramamurthy et al. concluíram que, em comparação com os pacientes sem diabetes que também tinham periodontite, os pacientes diabéticos tinham um nível de β Glucuronidase salivar mais elevado.

- **BETA-GALACTOSIDASE**

Foi relatado que numerosas estirpes bacterianas, incluindo Lactobacillus delbrueckii e Escherichia coli, bem como várias plantas, bolores e tecidos humanos, possuem atividade de beta-D-galactosidase. Esta enzima foi detectada em toda a saliva, mas não parece estar presente na saliva da parótida. Descobriu-se que as bactérias que vivem na cavidade oral podem produzir esta enzima e, devido à sua grande atividade, podem ser as principais responsáveis pela sua produção[24] .A enzima hidrolase B-galactosidase, vulgarmente conhecida como beta-gal ou ß-gal, é responsável por catalisar a conversão de B-galactosidases em monossacarídeos. Diversas glicoproteínas, lactosilceramidas, lactose e gangliosídeo GM1 estão entre os substratos de diversas B-galactosidases. Embora a lactase seja apenas uma subclasse da B-galactosidase, é frequentemente confundida com outro termo para M-galactosidase.

Com o objetivo de avaliar a β-galactosidase salivar, as pontuações organolépticas (OLS), o revestimento da língua de Winkel e os valores Halimeter (HMV), Aliyev et al.,[25] fizeram um estudo sobre a periodontite (P) e o índice de saúde periodontal (WTCI), bem como a forma como estes se alteraram durante a fase I da terapia periodontal e limpeza da língua. O Grupo 1 tinha valores de base significativamente mais elevados para HMV, OLS, WTCI e níveis de β-galactosidase salivar do que o Grupo 2 ($P < 0{,}05$). Todos os pacientes com periodontite registaram uma redução estatisticamente significativa nos seus níveis de β-galactosidase salivar, HMV, OLS, WTCI e registos periodontais após receberem terapia ($P < 0{,}05$). Os resultados indicaram que a terapia periodontal da fase I foi crucial na redução da β-galactosidase salivar, que estava ligada às caraterísticas de halitose a um nível.

- **LYSOZYME**

Enzima que actua como um antimicrobiano e pode quebrar as ligações químicas encontradas nas paredes celulares das bactérias. Os indivíduos que têm níveis baixos de lisozima salivar correm o risco de desenvolver doença periodontal porque são mais propensos à acumulação de placa bacteriana.

Num estudo de 1986, Markkanen et al.[26] avaliaram a quantidade de lisozima na saliva mista de 28 pacientes com periodontite grave e 28 controlos saudáveis. A concentração de lisozima demonstrou ser mais baixa nos doentes com periodontite do que nos controlos.

- **PEROXIDASE**

As células acinares são a fonte da enzima salivar que elimina o H2O2 nocivo produzido pelas bactérias. Esta enzima está presente em níveis elevados em pacientes com doença periodontal.

Em comparação com controlos da mesma idade e sexo, Saxen et al. (1990)[27] descobriram que a concentração de peroxidase salivar era consideravelmente mais baixa tanto na saliva total como na parótida de 28 doentes com periodontite juvenil. A redução dos sistemas de defesa do hospedeiro mediados pela peroxidase pode ser uma caraterística da periodontite juvenil, de acordo com os resultados.

- **CISTÓNICOS**

Descobriu-se que a saliva das glândulas salivares submandibulares e sublinguais, bem como, em menor grau, a saliva da glândula parótida, contêm cistatinas[28] . Podem funcionar modificando a atividade das enzimas no periodonto. Elas são inibidores fisiológicos de cisteína proteinases. As enzimas proteolíticas chamadas cisteína proteinases são derivadas de células inflamatórias, fibroblastos, osteoclastos e microorganismos patogénicos. A atividade colagenolítica destas enzimas tem o potencial de destruir os tecidos[29] . In vitro, descobriu-se que a cistatina-SN salivar inibia as catepsinas lisossómicas humanas B, H e L. Estas proteases têm sido associadas à degradação do tecido periodontal, indicando um papel para as cistatinas-SN salivares na regulação dos processos proteolíticos in vivo. As catepsinas são libertadas durante as reacções inflamatórias, e as cicloestatinas podem também controlar a sua atividade. Por exemplo, na periodontite e na gengivite.[30]

MEDIADORES INFLAMATÓRIOS E MODIFICADORES DA RESPOSTA DO HOSPEDEIRO

- **CITOCINAS**

De acordo com uma definição, as citocinas são substâncias solúveis que são geradas por uma célula imunitária e actuam sobre outra célula no mesmo meio[31] . São essenciais para o crescimento e a manutenção de muitos tipos de células e tecidos, bem como para a redução da inflamação e para os processos de cicatrização, reparação e regeneração de feridas. O fator de necrose tumoral, a interleucina 1-10 e outras citocinas são exemplos. Como resposta primária à sinalização dos receptores do tipo toll, os macrófagos, as células T activadas, as células assassinas naturais e as células não imunes, como os fibroblastos e as células endoteliais, libertam a maior parte do fator de necrose tumoral alfa. Este fator tem diversos efeitos biológicos, um dos quais é a promoção da reabsorção óssea. Podem também estar envolvidos nas alterações vasculares provocadas pela doença periodontal. Deve-se considerar o fator de necrose tumoral alfa salivar como uma opção viável.

Com o estabelecimento do Enzyme Linked Immunosorbent Assay (ELISA), a interleucina-1beta foi a primeira citocina a ser especificamente medida no tecido gengival de pacientes com doença periodontal[32] .

Miller et al. (2006)[33] realizaram um estudo de caso-controlo que envolveu 28 pacientes com periodontite e 29 controlos saudáveis. Verificaram que os níveis de Interleucina-1beta na saliva eram significativamente mais elevados no grupo com periodontite (753,7 ± 1022,4 pg/ml) em comparação com o grupo de controlo (212,8 ± 167,4 pg/ml). Esta elevação mostrou uma correlação positiva notável com as medições da hemorragia à sondagem e da perda de inserção clínica.

Frodge et al. (2008)[34] relataram concentrações significativamente mais elevadas de TNF-α salivar em indivíduos com periodontite em comparação com aqueles com saúde periodontal, utilizando um método de deteção altamente sensível. No entanto, os níveis detectados nos diferentes grupos de pacientes permaneceram relativamente baixos.

Gursoy et al. (2009)[35] concluíram que as concentrações salivares de IL-β e a presença de vários agentes patogénicos periodontais na saliva poderiam servir como marcadores de periodontite em estudos populacionais de grande escala.

Teles et al. (2009)[36] observaram que os níveis salivares médios do fator estimulador de colónias de granulócitos-macrófagos, IL-1β e IL-2 não conseguiram distinguir eficazmente entre saúde e doença periodontal.

Ebersole et al. (2013)[37] encontraram níveis significativamente mais elevados de interleucina-6 na saliva de doentes com periodontite grave em comparação com controlos saudáveis, juntamente com níveis mais baixos de interferão-alfa no grupo com periodontite.

Caroline L de Lima et al. (2016)[38] avaliaram a acurácia diagnóstica de biomarcadores salivares para doença periodontal, destacando a proteína inflamatória de macrófagos-1α (MIP-1α) como altamente acurada e a interleucina-1β (IL-1β) e interleucina-6 (IL-6) como moderadamente acuradas.

Sanna Syrjäläinen et al. (2019)[39] investigaram a relação entre a obesidade e os biomarcadores salivares relacionados com a periodontite, concluindo que estes biomarcadores não estão independentemente ligados à obesidade e que os seus níveis variam com base na saúde periodontal.

- **PROSTAGLANDINA E2**

A prostaglandina E2 (PGE2), um mediador inflamatório sintetizado a partir do ácido araquidónico pelas enzimas ciclo-oxigenase, desempenha diversos papéis na inflamação, incluindo a vasodilatação, o aumento da permeabilidade vascular e a modulação da perceção da dor e do metabolismo dos tecidos. Identificada nos tecidos da gengivite em 1974, a PGE2 está implicada no desenvolvimento de doenças periodontais (Noguchi & Ishikawa, 2007).

Sanchez et al. (2013)[40] estudaram 74 indivíduos para avaliar os níveis de PGE2 salivar em relação à saúde periodontal e às alterações pós-tratamento. Encontraram associações significativas entre os níveis de PGE2 e as medidas clínicas, como o nível de inserção clínica (CAL) e a profundidade da bolsa de sondagem (PPD), notando particularmente níveis mais elevados em casos de periodontite ligeira e moderada. A PGE2 salivar, juntamente com a IL-1β, mostrou uma elevada precisão no diagnóstico e na avaliação da gravidade da periodontite.

Hassan et al. (2016)[41] investigaram a relação entre biomarcadores salivares, incluindo PGE2, e parâmetros clínicos periodontais. Eles observaram um aumento significativo nos níveis de PGE2 correspondendo a uma maior destruição do tecido periodontal, sugerindo seu potencial como marcador de diagnóstico para periodontite.

Shende et al. (2021)[42] analisaram os níveis de PGE2 em pacientes com periodontite crónica antes e depois da terapia periodontal inicial. Encontraram reduções substanciais nos níveis de PGE2 após o tratamento, acompanhadas por melhorias nos parâmetros clínicos, tais como índice gengival, índice de placa, sangramento à sondagem, profundidade de sondagem e nível de fixação clínica. Este facto sublinha a utilidade da PGE2 como biomarcador e o seu potencial para inclusão em ferramentas de diagnóstico da doença periodontal.

- **REACTORES DE FASE AGUDA**

Os reactivos de fase aguda (RFA) são indicadores de inflamação que apresentam variações notáveis nos níveis séricos durante uma resposta inflamatória. São mediadores importantes que o fígado produz tanto em condições inflamatórias agudas como crónicas. Dependendo das concentrações séricas que apresentam durante a inflamação, são classificados como positivos ou negativos. Enquanto os reactivos de fase aguda negativos, como a albumina, a transferrina, etc., são desregulados e as suas concentrações diminuem durante a inflamação, os reactivos de fase aguda positivos, como a proteína C-reactiva, a ferritina, o fibrinogénio e a procalcitonina, são regulados positivamente e as suas concentrações aumentam[43].

- **Proteína C-Reactiva**

Um marcador sistémico produzido durante a fase aguda de uma reação inflamatória é a proteína C-reactiva. O fígado produz proteína C-reactiva em resposta às citocinas circulantes da inflamação local e/ou sistémica, incluindo a interleucina-1 e o fator de necrose tumoral-a, bem como da inflamação periodontal. A saliva pode ser obtida a partir das glândulas salivares ou do fluido crevicular gengival através da proteína C reactiva circulante.

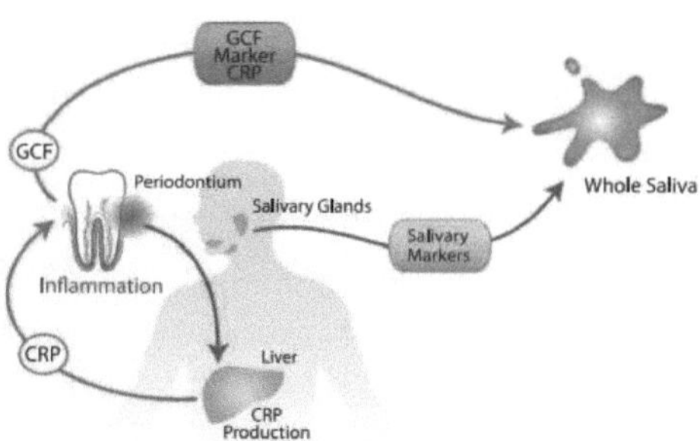

Figura 2: Esquema da estimulação da proteína C-reactiva (PCR) no fígado por agentes patogénicos periodontais e da sua subsequente libertação para o fluido das fendas gengivais (FGC) e para a saliva total, respetivamente[44] .

A saúde periodontal de uma pessoa está diretamente correlacionada com o seu nível de proteína C-reactiva, de acordo com a investigação de Pederson et al. (1995)[45] .

Os níveis de proteína C-reactiva de pacientes com periodontite e de indivíduos de controlo saudáveis foram comparados por Christodoulides et al. em 2005. observaram que os pacientes com periodontite tinham níveis de CRP superiores aos normais[46] .

Camila Oliveira Teixeira de Freitas et al.,2012 realizaram uma revisão sistemática e meta-análise para investigar o efeito da terapia periodontal na redução dos níveis séricos da proteína C reactiva. Os resultados indicaram que o tratamento periodontal não cirúrgico teve um efeito positivo no que diz respeito à redução dos níveis séricos da proteína C reactiva[47] .

- **PROCALCITONINA**

A procalcitonina (PCT), um membro da família da calcitonina, é uma ferramenta valiosa para o diagnóstico de sepsis devido ao seu rápido aumento durante as infecções, indicando a sua gravidade. Também é útil para monitorizar a resposta à terapia antimicrobiana e diagnosticar inflamações secundárias.

Hendek et al. (2015)[48] estudaram os níveis de Procalcitonina salivar (ProCT) em várias doenças periodontais. Eles encontraram diferenças significativas nos níveis medianos de ProCT entre os grupos, com os mais baixos em pacientes saudáveis (grupo H) e os mais altos naqueles com Periodontite Agressiva Generalizada. Foram observadas correlações positivas entre os níveis de ProCT e indicadores de doença periodontal como o índice gengival (IG), o nível de inserção clínica (CAL) e a profundidade de sondagem (PD), sugerindo que a ProCT poderia ser um biomarcador para a inflamação periodontal.

Renjith et al. (2021)[49] efectuaram um estudo comparativo que analisou os níveis de ProCT na saliva e no soro antes e depois da terapia periodontal não cirúrgica. A ProCT salivar foi consistentemente mais elevada do que a ProCT sérica, com reduções significativas observadas em ambas após a terapia. Também encontraram uma correlação positiva moderada entre os níveis de ProCT salivar e sérico, sublinhando a sua utilidade na monitorização dos resultados do tratamento periodontal.

Özlem Şahin Ata et al. (2023)[50] investigaram os níveis séricos e salivares de ProCT em pacientes com periodontite crónica e hipertensão essencial. Observaram concentrações variáveis de ProCT com base na presença da doença, com os níveis mais elevados em pacientes com ambas as condições, indicando o potencial da ProCT como um biomarcador para estas comorbilidades.

KALLIKREINS

No estudo de Wataru Sakamoto et al. (1981)[52] , investigaram os níveis de cininogénio e a atividade da calicreína na saliva de indivíduos com e sem doença periodontal. Verificaram que os níveis de cininogénio eram significativamente mais elevados em indivíduos com doença periodontal (357,9±266,37 ng de proteína/mg de proteína) em comparação com indivíduos saudáveis (31,1±29,08 ng de proteína/mg de proteína). O cininogénio é uma proteína precursora que, quando clivada pela calicreína, liberta péptidos cinínicos vasoactivos, como a bradicinina, que são cruciais na mediação da inflamação.[51]

Curiosamente, apesar dos níveis elevados de cininogénio em indivíduos periodontalmente doentes, a atividade da calicreína foi comparável entre o grupo periodontalmente doente (19,9±11,02 mU/mg de proteína) e o grupo saudável (23,1±7,66 mU/mg de proteína). A calicreína é responsável pela clivagem do cininogénio para gerar estes mediadores inflamatórios.

Num outro estudo de Picarelli et al. (1986)[53] , observaram que, à medida que a gravidade da doença periodontal aumentava, havia um aumento da atividade da calicreína salivar e uma diminuição da atividade da cininase salivar. A cininase é uma enzima que degrada as cininas, modulando assim os seus efeitos inflamatórios.

Em conjunto, estes resultados sugerem que existe uma desregulação do sistema das cininas na doença periodontal, caracterizada por níveis elevados de cininogénio e actividades alteradas da calicreína e da cininase. Esta desregulação contribui provavelmente para os processos inflamatórios observados na periodontite, realçando o potencial papel da calicreína e das cininas como biomarcadores ou alvos terapêuticos na gestão da doença periodontal.

- **LACTOFERRINA**

As glândulas salivares geram lactoferrina, também conhecida como lactotransferrina, uma glicoproteína de ligação ao ferro que faz parte da família das transferrinas, constituída por proteínas que têm a capacidade de ligar e transferir iões de ferro. Ao remover o ferro do meio envolvente, impede o crescimento de microrganismos, privando-os deste componente vital[54] . A lactoferrina pode afetar a forma como as doenças periodontais progridem e é um componente crucial da defesa do hospedeiro contra as bactérias periodontopáticas. Para além disso, as propriedades antimicrobianas, antiadesivas, anti-inflamatórias e imunomoduladoras da lactoferrina podem ser úteis na prevenção de doenças periodontais.

De acordo com Groenink et al. (1999), a lactoferrina é significativamente regulada nas secreções da mucosa durante a inflamação gengival e é identificada em pacientes com doença periodontal numa concentração mais elevada na sua saliva do que na de pessoas saudáveis.

A fim de comparar as concentrações de lactoferrina salivar em indivíduos com e sem doença periodontal e relacionar estes valores com factores clínicos relacionados com a doença, Glimvall P et al. (2012) realizaram um estudo. Foi utilizado o método ELISA para medir as quantidades de lactoferrina na saliva total estimulada obtida de 17 participantes com periodontite crónica e 17 indivíduos de controlo periodontalmente saudáveis. Os resultados indicaram que, na saliva total estimulada, os participantes com periodontite crónica tinham quantidades mais elevadas de lactoferrina do que os indivíduos de controlo periodontalmente saudáveis ($p < 0,05$). O número de locais com uma profundidade de bolsa de sondagem de 6 mm ($p < 0,001$) e o sangramento à sondagem foram positivamente associados às concentrações de lactoferrina salivar ($p < 0,001$).[55]

- **IMUNOGLOBULINAS**

A saliva contém componentes de defesa específicos e significativos, denominados imunoglobulinas (Ig). A IgA é a imunoglobulina mais comum neste domínio. Entre as várias classes de imunoglobulinas, a IgA, a IgG e a IgM afectam a microbiota oral ao impedir a adesão bacteriana ou ao bloquear o metabolismo bacteriano. O rastreio da saliva é um método útil e não invasivo para detetar pessoas que estão a responder a uma infeção periodontopatogénica ou que podem desenvolver doença periodontal no futuro, particularmente para a IgA.

Quando Harding et al. (1980)[56] compararam os níveis de anticorpos salivares de pacientes com gengivite ulcerosa aguda com os de gengiva clinicamente saudável, descobriram que a saliva do paciente tinha concentrações mais elevadas de IgA do que os controlos, mas níveis mais baixos de IgA monomérica e IgG.

De acordo com Guven et al. (1982), as amostras de saliva total de indivíduos com gengivite e periodontite apresentaram níveis mais elevados de IgA do que as amostras de controlos saudáveis. O grau de inflamação e o conteúdo de IgA foram positivamente correlacionados[57] .

Num estudo transversal realizado em 2008, Seemann et al. verificaram que as concentrações salivares de IgA, IgG e IgM específicas para agentes patogénicos periodontais eram mais elevadas em pacientes com doença periodontal do que em indivíduos saudáveis[58] .

- **OSTEOPONTIN**

A saliva contém uma proteína denominada osteopontina (OPN), que tem sido associada a doenças da cavidade oral, como a neoplasia, através da manutenção da integridade da barreira mucosa e da defesa contra microrganismos[59] . A OPN é uma fosfoglicoproteína multifuncional que pertence à família das Small Integrin-Binding Ligand N-linked Glycoprotein (SIBLING). Assemelha-se a uma quimiocina e é rica em ácido siálico, sendo essencial para a iniciação, crescimento e disseminação de tumores, bem como para os efeitos da inflamação e da defesa das mucosas na sobrevivência, divisão e invasão das células.

Foram criados três grupos de investigação para o estudo piloto realizado por Al-Qarakhli et al[60] em 2021. Periodontite [profundidade da bolsa de sondagem, PPD $\geq$ 4mm] em pessoas que eram sistemicamente saudáveis; periodontite e diabetes mellitus tipo 2 mal controlada; e grupos de controlo (periodonto sistemicamente e periodontalmente saudável). Os parâmetros clínicos diminuíram igualmente nos grupos com periodontite e a expressão da OPN aumentou significativamente em comparação com o controlo[60] .

- **PRODUTO DE DIVISÃO DO COMPLEMENTO (C3C)**

Os níveis salivares de C3 e C3c totais foram medidos, e os resultados tiveram significado diagnóstico e prognóstico para a periodontite e terapia[61] . Os níveis salivares totais de C3 e C4 têm sido associados à periodontite. Em comparação com controlos periodontalmente saudáveis, os doentes com periodontite não tratada apresentavam níveis salivares mais elevados de C3 total e do seu produto de divisão C3c. Tanto um aumento da permeabilidade vascular provocado pela inflamação como um aumento da síntese de proteínas do complemento por células dendríticas e macrófagos locais podem explicar as quantidades elevadas de C3 na saliva. Uma vez que a periodontite e o C3 e o C3c estão associados, a inibição destas proteínas pode ajudar a curar melhor a doença. Além disso, estudos recentemente realizados em primatas não humanos demonstraram que a inibição da C3 pela Cp40 resulta numa diminuição da disbiose, da inflamação e da osteoclastogénese[62] .

Grande et al., 2020[63] estudaram os níveis salivares de C3c de fase fluida, o produto de divisão da proteína C3 do sistema do complemento, em pacientes com periodontite versus controlos com gengivas saudáveis. Os doentes com periodontite (n = 18) e os controlos periodontalmente saudáveis (n = 15) forneceram amostras de saliva que foram estimuladas. De seguida, os pacientes receberam uma terapia periodontal não cirúrgica e as amostras de saliva dos pacientes foram novamente recolhidas. De acordo com os resultados do estudo, os doentes com periodontite apresentavam níveis salivares mais elevados de C3c, e estes níveis estavam associados a diminuições da BOP, indicando quais os doentes que respondiam mal. Assim, é possível que os níveis salivares de C3c possam funcionar como um biomarcador para prever o resultado clínico da terapia periodontal não cirúrgica.

PRODUTOS DE DECOMPOSIÇÃO DE TECIDOS

▪ Osteonectina

Este polipéptido é uma cadeia única que apresenta elevadas propriedades de ligação a proteínas da matriz extracelular, tais como colagénios e hidroxiapatite. BM-40 é outro nome para a proteína secretada ácida que é rica em cisteína e proteína da membrana basal. A afinidade da osteonectina pelo colagénio e pela hidroxilapatite levou à sua associação com as fases iniciais da mineralização dos tecidos[64] .

▪ Osteocalcina

É comummente considerada como um biomarcador para a produção óssea e desempenha um papel significativo na remodelação óssea. Quantidades elevadas de osteocalcina nos fluidos corporais indicam que a periodontite está a causar uma atividade de renovação óssea aberrante[65] .

Hamda Shazam et al., 2020[66] avaliaram os níveis de osteocalcina na saliva de pacientes com periodontite e a sua correlação com a gravidade da doença. Um total de 95 indivíduos participaram no estudo transversal, 46 dos quais pertenciam ao grupo I (indivíduos saudáveis) e 49 ao grupo II (pacientes com periodontite crónica ligeira, moderada e grave). Os resultados totais do estudo demonstraram que não existia qualquer diferença discernível entre os níveis de osteocalcina na saliva de doentes com periodontite e de pessoas saudáveis. Para além disso, verificou-se uma relação não significativa entre a gravidade da periodontite e os níveis de osteocalcina. Os resultados do estudo dão crédito à teoria de que níveis baixos de osteocalcina salivar podem ser um mau preditor da gravidade e do curso da doença periodontal.

- **TELOPEPTÍDEO CARBOXITERMINAL DO COLAGÉNIO DE TIPO I RETICULADO COM PIRIDINOLINA (ICTP)**

É libertado para a corrente sanguínea um fragmento de colagénio ósseo de tipo I com 12 a 20 kDa, denominado telopeptídeo carboxiterminal reticulado com piridinolina (ICTP). É possível distinguir entre periodontite e gengivite ativa através do aumento do ICTP. A perda óssea alveolar e os níveis salivares de ICTP foram substancialmente associados.

O ICTP foi descoberto por Giannobile et al. (2003) como sendo um marcador de diagnóstico potencialmente útil para a doença periodontal[67] .

Patricia Yen Bee Ng et al. (2007)[68] realizaram um estudo transversal para avaliar a relação entre a evidência radiográfica de perda óssea e a concentração de marcadores de renovação óssea (ICTP), osteocalcina e osteonectina na saliva humana total estimulada obtida de 110 doentes não tratados, bem como factores de reabsorção óssea derivados do hospedeiro (interleucina -1beta, TNF-alfa, interleucina-6, prostaglandina-E2). Uma pontuação mais baixa de perda óssea68 foi associada a níveis de osteonectina salivar acima da mediana.

Ng et al. (2007)[69] observaram que 110 amostras de saliva totalmente estimuladas de pacientes não tratados não foram capazes de detetar ICTP. Apenas aqueles com doença periodontal foram detectados.

Para avaliar as quantidades e a precisão de diagnóstico da osteocalcina salivar (OC), da osteonectina (ON) e do fragmento de degradação contendo desoxipiridinolina da região telopeptídica C-terminal do colagénio tipo I (CTX) em fumadores adultos que sofrem de destruição óssea periodontal.

Betsy Joseph et al., 2020[70] efectuaram um estudo. Os resultados demonstraram uma forte associação entre a perda óssea alveolar e a profundidade da bolsa de sondagem para OC, ON e CTX.

PAINEL DE BIOMARCADORES

Um painel de biomarcadores é uma coleção de biomarcadores que representam vários mecanismos fisiopatológicos da doença. Até à data, foram identificados muitos biomarcadores para o diagnóstico da doença periodontal; no entanto, ainda não foi descoberto um biomarcador ideal que ajude na deteção precoce da doença; assim, uma combinação de vários biomarcadores pode ser a mais adequada.

Um estudo transversal realizado por Craig S. Miller et al. (2006)[71] examinou a relação entre a osteoprotegerina (OPG), a metaloproteinase da matriz (MMP)-8 e a interleucina-1 beta (IL-1β) na saliva total de 57 adultos (28 indivíduos "caso" com doença periodontal moderada a grave e 29 indivíduos de controlo saudáveis). Verificou-se que os níveis salivares médios de IL-1β e MMP-8 eram consideravelmente mais elevados nos participantes dos casos em comparação com os controlos. Os níveis salivares elevados combinados de MMP-8 e IL-1β aumentaram o risco de sofrer de doença periodontal 45 vezes, e as elevações nos três biomarcadores correlacionaram-se com parâmetros clínicos individuais indicativos de doença periodontal.

A fim de avaliar a relação entre a evidência radiográfica de perda óssea alveolar e a concentração de marcadores de renovação óssea (osteocalcina, osteonectina e telopeptídeo carboxiterminal reticulado de piridinolina do colagénio de tipo I (ICTP), prostaglandina-E2 e factores de reabsorção óssea derivados do hospedeiro) na saliva humana inteira estimulada obtida de 110 pacientes dentários não tratados, Patricia Yen Bee Ng et al. realizaram um estudo transversal em 2007. Os resultados indicaram que a pontuação de perda óssea alveolar de um paciente estava positivamente correlacionada com um conteúdo mais elevado de IL-1β na sua saliva. Em contraste, uma pontuação de perda óssea alveolar mais baixa estava associada a uma concentração mais elevada de osteonectina na saliva do paciente[72] .

A fim de determinar os níveis salivares de lactato desidrogenase (LDH), alanina aminotransferase (ALT) e aspartato aminotransferase (AST) após a destartarização, bem como o impacto dos genótipos da interleucina (IL)-1 nestes níveis, Hiromasa Yoshie et al. (2007) realizaram um estudo. Os resultados mostraram que os níveis salivares de AST, ALT e LDH indicam a degradação e inflamação dos tecidos periodontais, indicando que estes marcadores podem ter valor clínico após a terapia periodontal[73] .

A fim de verificar se os potenciais biomarcadores derivados do hospedeiro e microbianos podem ser utilizados para detetar o estado da doença periodontal a partir da saliva total e do biofilme da placa bacteriana, Ramseier et al. (2009) realizaram uma investigação clínica. Foram obtidas previsões altamente precisas da categoria de doença periodontal através da combinação de uma variedade de biomarcadores salivares (particularmente MMP-8 e-9 e osteoprotegerina) com bactérias periodontais anaeróbias de complexo vermelho (tais como *Porphyromonas gingivalis* ou *Treponema denticola*). Os resultados revelaram que os níveis elevados de MMP-8 e de biofilme de *T. denticola* apresentavam caraterísticas combinatórias robustas na previsão da gravidade da doença periodontal[74] .

Utilizando ensaios de imunoabsorção enzimática, Al-Sabbagh M et al. (2011) realizaram um estudo de caso-controlo para avaliar os níveis de osteoprotegerina, ligações cruzadas de piridinolina do telopeptídeo C do colagénio de tipo I e telopeptídeo b-C-terminal do colagénio de tipo I na saliva total não estimulada de 80 participantes. concluíram que houve um aumento de 18 vezes no nível médio de MIP-1α em doentes com periodontite em comparação com pessoas saudáveis ($p < 0,0001$). Os níveis de MIP-1 α e os indicadores clínicos periodontais tiveram uma forte correlação ($p < 0,0001$)[75] .

Gursoy et al. (2011) efectuaram um estudo para identificar a periodontite utilizando três biomarcadores distintos. Para determinar a pontuação de risco cumulativo (CRS), foram combinadas as concentrações salivares de metaloproteinase-8 da matriz, P. gingivalis e interleucina-1β. De acordo com os resultados, os biomarcadores salivares associados à RSC estavam associados à periodontite avançada.[76]

Em reação ao stress agudo, os marcadores salivares de inflamação foram estudados por Danica

C. Slavish et al. em 2015. concluíram que a saliva geralmente aumenta em resposta ao stress agudo para algumas citocinas, mais notavelmente IL-1β, TNF-α, e IL-6[77] .

A fim de determinar o potencial dos biomarcadores salivares para antecipar a sensibilidade e acompanhar o resultado da terapia periodontal não cirúrgica, C.H. Lee et al. (2018) realizaram um estudo. Vinte indivíduos sem doença periodontal em nenhum dos dentes (o grupo de controlo) e 34 indivíduos com periodontite crónica grave (o grupo de teste) foram incluídos no estudo.Interleucina (IL)-1beta (IL-1β), antagonista do recetor de IL-1 (IL-1ra), IL-6, IL-8, fator de crescimento derivado de plaquetas-BB, fator de crescimento endotelial vascular, MMP-8, MMP-9, proteína C-reactiva e lactoferrina estavam entre os biomarcadores salivares que foram examinados. Os resultados sugerem que a MMP-8 e a IL-1β salivares podem ser úteis para diagnosticar a periodontite e monitorizar a recuperação da periodontite após terapia periodontal não cirúrgica. A MMP-8 e a lactoferrina mostraram potencial para prever a sensibilidade ao tratamento[78] .

Kim et al., 2020[79] efectuaram uma revisão sistemática e uma meta-análise sobre citocinas inflamatórias após terapia periodontal não cirúrgica. Descobriram que os níveis de IL-1β, MMP-8, MMP-9, PGE2 e TIMP-2 diminuíram significativamente após o tratamento, sugerindo que estes biomarcadores poderiam confirmar a eficácia da terapia periodontal ou ajudar no diagnóstico da doença periodontal.

Sarah Reddahi et al[80] 2022 efectuaram um estudo piloto sobre biomarcadores salivares em doentes com periodontite em comparação com indivíduos saudáveis. Identificaram níveis significativamente elevados de IL-1β, IL-6 e MMP-8 em doentes com periodontite, que se correlacionaram com indicadores clínicos de gravidade da doença, como o índice gengival e a profundidade da bolsa.

Jin-won Noh et al[81] 2022 realizaram uma revisão sistemática centrada nos biomarcadores salivares na doença periodontal entre os fumadores. Encontraram níveis mais elevados de cortisol, IL-1β e MMP-8 em fumadores com doença periodontal em comparação com não fumadores, sugerindo que estes biomarcadores poderiam potencialmente ajudar no diagnóstico e na avaliação da gravidade da doença em fumadores.

Hyeonjeong Go et al., 2022[82] investigaram a associação entre os principais agentes patogénicos periodontais e os biomarcadores salivares na periodontite crónica. Identificaram que a presença de *Porphyromonas gingivalis* e níveis mais elevados de IL-1β na saliva estimulada estavam associados à periodontite crónica, destacando os seus potenciais papéis na deteção e previsão da doença.

Craig S. Miller et al., 2023[83] estudaram os perfis de biomarcadores salivares em pacientes com diabetes tipo 2 com e sem doença periodontal antes e depois da terapia não cirúrgica. Descobriram que os níveis de IL-1β, MMP-8 e resistina poderiam servir como biomarcadores para o estado periodontal, independentemente do estado da diabetes, indicando a sua utilidade na monitorização da saúde periodontal em pacientes diabéticos.

BIOMARCADORES DIVERSOS

- **MUCINA**

As glicoproteínas conhecidas como mucinas são segregadas por várias glândulas salivares pequenas, bem como pelas glândulas salivares submandibulares e sublinguais. As mucinas são proteínas que conferem a todas as secreções mucosas as suas propriedades viscoelásticas caraterísticas. Caracterizam-se como uma classe única de glicoconjugados que são estruturalmente diferentes dos proteoglicanos e das glicoproteínas séricas. As mucinas são proteínas altamente glicosiladas em que os açúcares representam entre 50% e 90% do peso seco da molécula. Os resíduos terminais - ácido silícico, sulfato ou fucose, nomeadamente - determinam em grande medida as caraterísticas bioquímicas e funcionais das mucinas. A serina, a treonina, a alanina e a prolina são os principais aminoácidos que compõem as repetições em tandem que constituem a espinha dorsal da proteína.

Sabe-se que a saliva humana inclui duas formas distintas de mucinas denominadas MG2 (150-200 kDa) e MG1 (> 1000 kDa), que estão associadas a diferentes pesos moleculares. As funções fisiológicas das mucinas (MG1 e MG2) são a citoprotecção, a lubrificação, a proteção contra a desidratação e a manutenção da viscoelasticidade das secreções.

De acordo com Giannobile et al. (2009)[84] , pode haver uma maior probabilidade de colonização por periodontopatógenos na saliva com uma menor concentração de mucina.

Foram obtidas amostras de saliva e de FGC de pacientes com periodontite e de controlos saudáveis, e a concentração de mucina (MC4) foi medida por ELISA, de acordo com Anna Lundmark et al. (2016)[85] .

Os níveis de MUC4 na saliva e no FGC dos doentes com periodontite eram consideravelmente inferiores aos dos controlos saudáveis. O MUC4 poderia ser utilizado como um novo biomarcador para a doença periodontal.

- **FACTORES DE CRESCIMENTO**

Fator de crescimento epidérmico (EGF)

Um agente de crescimento que estimula os queratinócitos é o chamado fator de crescimento epidérmico (EGF). A saliva foi a fonte desta substância, que demonstrou ter efeitos significativos na formação dos dentes. desempenha um papel na cicatrização de feridas orais e actua como uma hormona, estimulando as células epiteliais. Tanto o fator de crescimento epidérmico como o fator de crescimento transformador-α apresentam a mesma atividade fisiológica e ligam-se ao mesmo recetor.

Hormia et al. (1993)[86] descobriram que 17 pacientes com periodontite juvenil tinham taxas aumentadas de secreção do fator de crescimento epidérmico tanto na saliva estimulada como na não estimulada, quando comparados com controlos saudáveis.

Foi observado que os níveis salivares de EGF aumentam temporariamente em resposta à cirurgia periodontal por Oxford et al. em 1998[87] .

Kaufman et al.,2005 descobriram que, nos seres humanos, a glândula parótida é a principal fonte de EGF [88]

- **Fator de crescimento endotelial vascular (VEGF)**

Esta citocina angiogénica polivalente, por vezes designada por fator de permeabilidade vascular ou vasculotropina, desempenha um papel crucial na inflamação e na cicatrização de feridas. Descobriu-se que a saliva total contém esta citocina.

Numa investigação caso-controlo de 1998 que envolveu 32 pacientes com periodontite e 12 controlos saudáveis, Booth et al. descobriram que a saliva total dos pacientes com periodontite tinha níveis mais elevados de VEGF do que a dos controlos saudáveis[89] .

Quantidades mais elevadas de VEGF foram observadas em toda a saliva de pacientes com periodontite, de acordo com Kaufman et al. (2005)[90] .

Fator de crescimento derivado das plaquetas (PDGF)

Um dos determinantes iniciais do crescimento que foi identificado pela primeira vez nas plaquetas. As duas cadeias polipeptídicas ligadas por dissulfureto que constituem o fator de crescimento derivado das plaquetas são codificadas pelos genes distintos PDGF-A e PDBF-B. Pode ser um homodímero (AA, BB) ou um heterodímero (AB). Dois genes diferentes codificam subtipos diferentes do recetor PGDF, aos quais estes subtipos se podem ligar. O fator de crescimento derivado das plaquetas é produzido por vários tipos de células, tais como fibroblastos, queratinócitos, macrófagos e plaquetas degranuladas. Através das suas propriedades mitogénicas e quimiotácticas, o fator de crescimento derivado das plaquetas estimula a formação de tecido conjuntivo, contribuindo assim significativamente para a cicatrização de feridas.

Uma correlação favorável entre o fator ativador de plaquetas e a inflamação periodontal foi descoberta por Garito et al. em 1995[91] .

Factores de coagulação

Um estudo comparativo foi realizado por Emekli-Alturfan et al. (2010) para avaliar a relação entre a doença periodontal e a doença cardiovascular. O objetivo do estudo foi analisar a atividade do fator tecidular salivar e os níveis plasmáticos do fator tecidular (FT) em pacientes com periodontite com e sem diagnóstico de doença arterial coronária (DAC). Foram registadas as pontuações do Índice Periodontal Comunitário de Necessidades de Tratamento (CPITN) e realizados exames em 26 indivíduos com diagnóstico de DAC e 26 pacientes em condições sistemicamente saudáveis. Em comparação com o grupo de controlo, os doentes com DAC apresentavam níveis plasmáticos de TF consideravelmente mais elevados. As actividades da TF salivar não diferiram entre os dois grupos, no entanto, houve uma relação significativa e inversa entre os índices CPITN de ambos os grupos e as actividades da TF salivar[92] .

- **IÕES SALIVARES**

Na saliva encontram-se numerosos electrólitos, incluindo cálcio, magnésio, potássio, sódio, cloreto, bicarbonato e fosfato. Um possível indicador de doença periodontal é o cálcio. Os pacientes com periodontite têm quantidades aumentadas de cálcio identificadas.

Sewon et al. (1995) verificaram que os pacientes com periodontite apresentavam níveis mais elevados de cálcio[93] .

Para comparar pacientes com periodontite não tratada e tratada com controlos periodontalmente saudáveis, Federica Romano et al., 2020[94] realizaram um estudo transversal para avaliar a associação entre os componentes minerais na saliva e o estado periodontal. A saliva dos participantes com periodontite grave tinha quantidades significativamente mais elevadas de cobre (Cu), sódio (Na), ferro (Fe) e manganês (Mn) do que a dos controlos periodontalmente saudáveis.

REFERÊNCIAS

1. Rai B, Kharb S, Jain R, Anand SC. Biomarcadores de periodontite em fluidos orais. J Oral Sci. 2008 Mar;50(1):53-6
2. Haffajee AD, Socransky SS. Microbiologia das doenças periodontais: introdução. Periodontol 2000. 2005;38:9-12.
3. Frodge BD, Ebersole JL, Kryscio RJ, Thomas MV, Miller CS. Biomarcadores de remodelação óssea da doença periodontal na saliva. J Periodontol. 2008 Oct;79(10):1913-9
4. Gangbar S, Overall CM, McCulloch CA, Sodek J. Identificação das actividades de colagenase e gelatinase de leucócitos polimorfonucleares em amostras de enxaguatório bucal: correlação com a atividade da doença periodontal na periodontite adulta e juvenil. J Periodontal Res. 1990 Sep;25(5):257-67.
5. Hayakawa H, Yamashita K, Ohwaki K, Sawa M, Noguchi T, Iwata K, Hayakawa T. Collagenase activity and tissue inhibitor of metalloproteinases-1 (TIMP-1) content in human whole saliva from clinically healthy and periodontally diseased subjects. J Periodontal Res. 1994 Sep;29(5):305-8
6. Ingman T, Tervahartiala T, Ding Y, Tschesche H, Haerian A, Kinane DF, Konttinen YT, Sorsa T. Matrix metalloproteinases and their inhibitors in gingival crevicular fluid and saliva of periodontitis patients. J Clin Periodontol. 1996 Dec;23(12):1127-32
7. Miller CS, King CP Jr, Langub MC, Kryscio RJ, Thomas MV. Biomarcadores salivares da doença periodontal existente: um estudo transversal. J Am Dent Assoc. 2006 Mar;137(3):322-9.
8. Frodge BD, Ebersole JL, Kryscio RJ, Thomas MV, Miller CS. Biomarcadores de remodelação óssea da doença periodontal na saliva. J Periodontol. 2008 Oct;79(10):1913-9.
9. Christodoulides N, Floriano PN, Miller CS, Ebersole JL, Mohanty S, Dharshan P, Griffin M, Lennart A, Ballard KL, King CP Jr, Langub MC, Kryscio RJ, Thomas MV, McDevitt JT. Lab-on-a-chip methods for point-of-care measurements of salivary biomarkers of periodontitis. Ann N Y Acad Sci. 2007 Mar;1098:411-28.
10. Zhang L, Henson BS, Camargo PM, Wong DT. The clinical value of salivary biomarkers for periodontal disease (O valor clínico dos biomarcadores salivares para a doença periodontal). Periodontol 2000. 2009;51:25-37

11. Gursoy UK, Könönen E, Pradhan-Palikhe P, Tervahartiala T, Pussinen PJ, Suominen-Taipale L, Sorsa T. Salivary MMP-8, TIMP-1, and ICTP as markers of advanced periodontitis. J Clin Periodontol. 2010 Jun;37(6):487-93.
12. Isaza-Guzmán DM, Arias-Osorio C, Martínez-Pabón MC, Tobón-Arroyave SI. Níveis salivares da metaloproteinase da matriz (MMP)-9 e do inibidor tecidular da metaloproteinase da matriz (TIMP)-1: um estudo piloto sobre a relação com o estado periodontal e o polimorfismo do promotor do gene MMP-9(-1562C/T). Arch Oral Biol. 2011 Apr;56(4):401-11.
13. Gupta N, Gupta ND, Gupta A, Khan S, Bansal N. Papel da metaloproteinase-8 da matriz salivar (MMP-8) no diagnóstico da periodontite crónica. Front Med. 2015 Mar;9(1):72-6
14. Jäsberg H, Tervahartiala T, Sorsa T, Söderling E, Haukioja A. Probiotic intervention influences the salivary levels of Matrix Metalloproteinase (MMP)-9 and Tissue Inhibitor of metalloproteinases (TIMP)-1 in healthy adults. Arch Oral Biol. 2018 Jan;85:58-63
15. Zhang L, Li X, Yan H, Huang L. A metaloproteinase da matriz salivar (MMP)-8 como biomarcador da periodontite: A PRISMA-compliant systematic review and meta-analysis. Medicina (Baltimore). 2018 Jan;97(3):e9642.
16. De Brouwer P, Bikker FJ, Brand HS, Kaman WE. Será o TIMP-1 um biomarcador da doença periodontal? Uma revisão sistemática e meta-análise. J Periodontal Res. 2022 Abr;57(2):235-245.
17. Razavi P, Rezaee SA, Akhondian S, Asgari N, Fatemi K, Mohajertehran F. Matrix Metalloproteinase-3 but Not Matrix Metalloproteinase-9, Implicated in the Manifestation of Chronic Periodontitis. Rep Biochem Mol Biol. 2023 Jan;11(4):656-662.
18. Loos BG, Tjoa S. Marcadores de diagnóstico da periodontite derivados do hospedeiro: existem no fluido da fenda gengival? Periodontol 2000. 2005;39:53-72
19. Rasaei N, Ghadiri A, Peighan M, Rekabi A, Atashkar N. Evaluation of alkaline phosphatase in gingival crevicular fluid and saliva of patients with periodontitis and healthy individuals. J Family Med Prim Care. 2022 Nov;11(11):6983-6987.
20. Dabra S, Singh P. Evaluating the levels of salivary alkaline and acid phosphatase activities as biochemical markers for periodontal disease: Uma série de casos. Dent Res J (Isfahan). 2012 Jan;9(1):41-5

21. Lamster IB, Holmes LG, Gross KB, Oshrain RL, Cohen DW, Rose LF, Peters LM, Pope MR. A relação da atividade da beta-glucuronidase no fluido crevicular com os parâmetros clínicos da doença periodontal. Resultados de um estudo multicêntrico. J Clin Periodontol. 1994 Feb;21(2):118-27
22. Prabhahar CS, Niazi KT, Prakash R, Yuvaraj A, Goud S, Ravishekar P. Estimativa da atividade da β-glucuronidase salivar como marcador de doença periodontal: Um estudo de controlo de casos. J Int Soc Prev Community Dent. 2014 Dec;4(Suppl 3):S193-8.
23. Ramamurthy J, Nd J, Varghese S. Comparação da Atividade da Beta Glucuronidase Salivar em Pacientes com Periodontite Crónica com e sem Diabetes Mellitus. J Clin Diagn Res. 2014 Jun;8(6):ZC19-21
24. Chauncey hh, Lionetti F, Winer Ra, Lisanti VF. Enzimas da saliva humana. I. A determinação, distribuição e origem das enzimas da saliva inteira. J Dent Res. 1954 Jun;33(3):321-34
25. Aliyev B, Pasaoglu O, Pasaoglu H, Gungor K, Guner E, Celik B, Tuter G. β-galactosidase salivar, parâmetros de halitose na saúde e doença periodontal, e as suas alterações após o tratamento periodontal. Aust Dent J. 2021 Dec;66(4):377-384.
26. Markkanen H, Syrjänen SM, Alakuijala P. Salivary IgA, lysozyme and beta 2-microglobulin in periodontal disease. Scand J Dent Res. 1986 Apr;94(2):115-20
27. Saxén L, Tenovuo J, Vilja P. Salivary defense mechanisms in juvenile periodontitis (Mecanismos de defesa salivar na periodontite juvenil). Ata Odontol Scand. 1990 Dec;48(6):399-407
28. Henskens YM, Veerman EC, Mantel MS, van der Velden U, Nieuw Amerongen AV. Cystatins S and C in human whole saliva and in glandular salivas in periodontal health and disease. J Dent Res. 1994 Oct;73(10):1606-14.
29. Lah TT, Babnik J, Schiffmann E, Turk V, Skaleric U. Cysteine proteinases and inhibitors in inflammation: their role in periodontal disease. J Periodontol. 1993 maio;64(5 Suppl):485-91
30. Aguirre A, Testa-Weintraub LA, Banderas JA, Dunford R, Levine MJ. Levels of salivary cystatins in periodontally healthy and diseased older adults. Arch Oral Biol. 1992;37(5):355-61.
31. Dinarello CA. Perspectivas históricas sobre as citocinas. Eur J Immunol. 2007 Nov;37 Suppl 1(Suppl 1):S34-45

32. Hönig J, Rordorf-Adam C, Siegmund C, Wiedemann W, Erard F. Aumento da concentração de interleucina-1 beta (IL-1 beta) no tecido gengival de pacientes com periodontite. J Periodontal Res. 1989 Nov;24(6):362-7.
33. Miller CS, King CP Jr, Langub MC, Kryscio RJ, Thomas MV. Biomarcadores salivares da doença periodontal existente: um estudo transversal. J Am Dent Assoc. 2006 Mar;137(3):322-9
34. Frodge BD, Ebersole JL, Kryscio RJ, Thomas MV, Miller CS. Biomarcadores de remodelação óssea da doença periodontal na saliva. J Periodontol. 2008 Oct;79(10):1913-9.
35. Gursoy UK, Könönen E, Uitto VJ, Pussinen PJ, Hyvärinen K, Suominen-Taipale L, Knuuttila M. Salivary interleukin-1beta concentration and the presence of multiple pathogens in periodontitis. J Clin Periodontol. 2009 Nov;36(11):922-7
36. Teles RP, Likhari V, Socransky SS, Haffajee AD. Salivary cytokine levels in subjects with chronic periodontitis and in periodontally healthy individuals: a cross-sectional study. J Periodontal Res. 2009 Jun;44(3):411-7
37. Ebersole JL, Schuster JL, Stevens J, Dawson D 3rd, Kryscio RJ, Lin Y, Thomas MV, Miller CS. Patterns of salivary analytes provide diagnostic capacity for distinguishing chronic adult periodontitis from health. J Clin Immunol. 2013 Jan;33(1):271-9.
38. De Lima CL, Acevedo AC, Grisi DC, Taba M Jr, Guerra E, De Luca Canto G. Biomarcadores salivares derivados do hospedeiro no diagnóstico da doença periodontal: revisão sistemática e meta-análise. J Clin Periodontol. 2016 Jun;43(6):492-502
39. Syrjäläinen S, Gursoy UK, Gursoy M, Pussinen P, Pietiäinen M, Jula A, Salomaa V, Jousilahti P, Könönen E. Salivary Cytokine Biomarker Concentrations in Relation to Obesity and Periodontitis. J Clin Med. 2019 Dec 5;8(12):2152
40. Sánchez GA, Miozza VA, Delgado A, Busch L. Salivary IL-1β and PGE2 as biomarkers of periodontal status, before and after periodontal treatment. J Clin Periodontol. 2013 Dec40(12):1112-7
41. Hassan AO, Hussein SM, Sahib WW. Biomarcadores Salivares (PGE2, MMP-8, Níveis de ALP) e Parâmetros Clínicos Periodontais para Segregação de Saúde e Doenças Periodontais. Int. J. Adv. Res. Biol. Sci. 2016;3(9):27-36.
42. Shende A, Shetty D, Shetty A, Bherwani C. Avaliação da PGE2 Salivar na Periodontite Crónica Antes e Após a Fase I da Terapia Um Estudo Clínico-Bioquímico. Ilkogretim Online. 2021;20(1):5488-97.

43. Gruys E, Toussaint MJ, Niewold TA, Koopmans SJ. Reação de fase aguda e proteínas de fase aguda. Jornal da Universidade de Zhejiang-SCIENCE B. 2005 Nov;6(11):1045-56.
44. BG L. Marcadores de diagnóstico da periodontite derivados do hospedeiro: existem no fluido crevicular gengival? Periodontol 2000. 2005;39:53-72.
45. Pederson ED, Stanke SR, Whitener SJ, Sebastiani PT, Lamberts BL, Turner DW. Salivary levels of α2-macroglobulin, α1-antitrypsin, C-reactive protein, cathepsin G and elastase in humans with or without destructive periodontal disease. Arquivos de biologia oral. 1995 Dec 1;40(12):1151-5.
46. Christodoulides N, Mohanty S, Miller CS, Langub MC, Floriano PN, Dharshan P, Ali MF, Bernard B, Romanovicz D, Anslyn E, Fox PC. Aplicação do sistema de ensaio em microchip para a medição da proteína C-reactiva na saliva humana. Lab on a Chip. 2005;5(3):261-9.
47. Freitas CO, Gomes-Filho IS, Naves RC, Nogueira Filho GD, Cruz SS, Santos CA, Dunningham L, Miranda LF, Barbosa MD. Influência da terapia periodontal no nível de proteína C reativa: uma revisão sistemática e meta-análise. Journal of Applied Oral Science. 2012;20:1-8.
48. Meltem Karsiyaka Hendek, Ebru Olgun Erdemir, Ucler Kisa. Avaliação dos níveis de procalcitonina salivar em diferentes doenças periodontais.Journal of periodontology
49. Renjith A, Sujatha L. Estimativa e correlação da procalcitonina na saliva e no soro de pacientes com periodontite crónica antes e depois da terapia periodontal não cirúrgica: Um estudo analítico comparativo. Jornal da Sociedade Indiana de Periodontologia. 2021 Jan 1;25(1):29-33.
50. Şahin Ata Ö, Canakci CF, Özkan Karasu Y. Os níveis de cartonectina e procalcitonina em pacientes com periodontite crónica e hipertensão. Jornal Turco de Bioquímica. 2023 Aug 28;48(4):410-6.
51. Kaufman E, Lamster IB. As aplicações de diagnóstico da saliva - uma revisão. Critical Reviews in oral biology & medicine. 2002 Mar;13(2):197-212.
52. Sakamoto W, Fukuda H, Nishikaze O. Kininogen and kallikrein in saliva of periodontally-diseased subjects. Journal of Dental Research. 1981 Jan;60(1):6-9.
53. Picarelli A, Porcelli D, Porcelli G, Raffaelli R, Sacchi A, Volpe AR. Salivary kallikrein and kininase activities in periodontal diseases. Advances in Experimental Medicine and Biology. 1986 Jan 1;198:433-7.

54. Giannobile WV, Beikler T, Kinney JS, Ramseier CA, Morelli T, Wong DT. A saliva como ferramenta de diagnóstico da doença periodontal: estado atual e direcções futuras. Periodontologia 2000. 2009;50:52.
55. Glimvall P, Wickström C, Jansson H. Elevated levels of salivary lactoferrin, a marker for chronic periodontitis? Journal of periodontal research. 2012 Oct;47(5):655-60.
56. Harding J, Berry Jr WC, Marsh C, Jolliff CR. Anticorpos salivares na gengivite aguda. Journal of periodontology. 1980 Feb;51(2):63-9.
57. Güven O, De Visscher JG. IgA salivar na doença periodontal. Journal of periodontology. 1982 maio;53(5):334-5.
58. Seemann R, Hägewald SJ, Sztankay V, Drews J, Bizhang M, Kage A. Levels of parotid and submandibular/sublingual salivary immunoglobulin A in response to experimental gingivitis in humans. Clinical Oral Investigations. 2004 Dec;8:233-7.
59. Sannam Khan R, Khurshid Z, Akhbar S, Faraz Moin S. Avanços da proteómica salivar na deteção do carcinoma espinocelular oral (OSCC): uma atualização. Proteomas. 2016 Dez 15;4(4):41.
60. Wei R, Wong JP, Kwok HF. Osteopontin - um biomarcador promissor para a terapia do cancro. Journal of Cancer. 2017;8(12):2173.
61. Ahmed Makki Abdulrazzaq Al-Qarakhli. Avaliando o nível e a precisão do diagnóstico da osteopontina e o estado de saúde bucal em pacientes com periodontite com/sem Diabetes Mellitus Tipo 2. Braz Dent Sci 2021 Out/Dez;24 (4 suppl 1)
62. Aurer A, Jorgić-Srdjak K, Plančak D, Stavljenić-Rukavina A, Aurer-Koželj J. Factores pró-inflamatórios na saliva como possíveis marcadores de doença periodontal. Collegium antropologicum. 2005 Dec 15;29(2):435-9.
63. Bostanci N, Bao K, Li X, Maekawa T, Grossmann J, Panse C, Briones RA, Resuello RR, Tuplano JV, Garcia CA, Reis ES. Gingival exudatome dynamics implicate inhibition of the alternative complement pathway in the protective action of the C3 inhibitor Cp40 in nonhuman primate periodontitis. Journal of proteome research. 2018 Aug 16;17(9):3153-75.
64. Grande MA, Belstrøm D, Damgaard C, Holmstrup P, Thangaraj SS, Nielsen CH, Palarasah Y. Complement split product C3c in saliva as biomarker for periodontitis and response to periodontal treatment. Jornal de Pesquisa Periodontal. 2021 Jan;56(1):27-33.

65. Termine JD, Kleinman HK, Whitson SW, Conn KM, McGarvey ML, Martin GR. Osteonectin, a bone-specific protein linking mineral to collagen. Cell. 1981 Oct 1;26(1):99-105.
66. Becerik S, Afacan B, Öztürk VÖ, Atmaca H, Emingil G. Gingival crevicular fluid calprotectin, osteocalcin and cross-linked N-terminal telopeptid levels in health and different periodontal diseases. Disease markers. 2011;31(6):343-52.
67. Shazam H, Shaikh F, Hussain Z, Majeed MM, Khan S, Khurshid Z. Evaluation of Osteocalcin Levels in Saliva of Periodontitis Patients and Their Correlation with the Disease Severity: A Cross-Sectional Study. Eur J Dent. 2020 Jul;14(3):352-359.
68. Giannobile WV, Al-Shammari KF, Sarment DP. Moléculas de matriz e factores de crescimento como indicadores da atividade da doença periodontal. Periodontol 2000. 2003;31:125-34.
69. Zhang H, Chen B, Pan C, Zhang A. Avaliar o cortisol sérico, o cortisol salivar e o nível sérico de interleucina-1 B em pacientes com periodontite crónica com tabagismo e stress e sem tabagismo e stress. Medicina (Baltimore). 2021 Aug 6;100(31):e26757.
70. Ng PY, Donley M, Hausmann E, Hutson AD, Rossomando EF, Scannapieco FA. Candidatos a biomarcadores salivares associados à perda óssea alveolar: estudos transversais e in vitro. FEMS Immunol Med Microbiol. 2007 Mar;49(2):252-60
71. Joseph B, Javali MA, Khader MA, AlQahtani SM, Mohammed A. Salivary osteocalcin as potential diagnostic marker of periodontal bone destruction among smokers. Biomolecules. 2020 Mar 1;10(3):380.
72. Miller CS, King Jr CP, Langub MC, Kryscio RJ, Thomas MV. Biomarcadores salivares da doença periodontal existente: um estudo transversal. O Jornal da Associação Dentária Americana. 2006 Mar 1;137(3):322-9.
73. Ng PY, Donley M, Hausmann E, Hutson AD, Rossomando EF, Scannapieco FA. Candidatos a biomarcadores salivares associados à perda óssea alveolar: estudos transversais e in vitro. FEMS Immunology & Medical Microbiology. 2007 Mar 1;49(2):252-60.
74. Yoshie H, Tai H, Kobayashi T, Oda-Gou E, Nomura Y, Numabe Y, Ito K, Kurihara H, Kamoi K. Salivary enzyme levels after scaling and interleukin-1 genotypes in Japanese patients with chronic periodontitis. Journal of periodontology. 2007 Mar;78(3):498-503.
75. Ramseier CA, Kinney JS, Herr AE, Braun T, Sugai JV, Shelburne CA, Rayburn LA, Tran HM, Singh AK, Giannobile WV. Identification of pathogen and host-response

markers correlated with periodontal disease. Journal of periodontology. 2009 Mar;80(3):436-46.

76. Al-Sabbagh M, Alladah A, Lin Y, Kryscio RJ, Thomas MV, Ebersole JL, Miller CS. O biomarcador salivar associado à remodelação óssea MIP-1α distingue a doença periodontal da saúde. Jornal de investigação periodontal. 2012 Jun;47(3):389-95.

77. Gursoy UK, Könönen E, Pussinen PJ, Tervahartiala T, Hyvärinen K, Suominen AL, Uitto VJ, Paju S, Sorsa T. Utilização de marcadores salivares derivados do hospedeiro e das bactérias na deteção da periodontite: Uma abordagem cumulativa. Marcadores de doença. 2011;30(6):299-305.

78. Slavish DC, Graham-Engeland JE, Smyth JM, Engeland CG. Marcadores salivares de inflamação em resposta ao stress agudo. Cérebro, comportamento e imunidade. 2015 Feb 1;44:253-69.

79. Lee CH, Chen YW, Tu YK, Wu YC, Chang PC. O potencial dos biomarcadores salivares para prever a sensibilidade e monitorizar a resposta à terapia periodontal não cirúrgica: Uma avaliação preliminar. Journal of Periodontal Research. 2018 Aug;53(4):545-54.

80. Kim JY, Kim HN. Alterações nas citocinas inflamatórias na saliva após terapia periodontal não cirúrgica: uma revisão sistemática e meta-análise. Revista internacional de investigação ambiental e saúde pública. 2021 Jan;18(1):194.

81. Reddahi S, Bouziane A, Rida S, Tligui H, Ennibi O. Biomarcadores salivares em pacientes com periodontite: Um estudo piloto. Jornal Internacional de Medicina Dentária. 2022;2022(1):3664516.

82. Noh JW, Jang JH, Yoon HS, Kim KB, Heo MH, Jang HE, Kim YJ, Lee Y. Avaliação dos biomarcadores salivares da doença periodontal com base no estatuto de fumador: uma revisão sistemática. Jornal Internacional de Pesquisa Ambiental e Saúde Pública. 2022 Nov 7;19(21):14619.

83. Miller CS, Ding X, Nagarajan R, Dawson III DR, Ebersole JL. O painel de biomarcadores discrimina os diabéticos com e sem periodontite antes e depois da terapia. Journal of Periodontal Research. 2023 Jun;58(3):493-502.

84. Giannobile WV, Beikler T, Kinney JS, Ramseier CA, Morelli T, Wong DT. A saliva como ferramenta de diagnóstico da doença periodontal: estado atual e direcções futuras. Periodontol 2000. 2009;50:52-64

85. Lundmark A, Johannsen G, Eriksson K, Kats A, Jansson L, Tervahartiala T, Rathnayake N, Åkerman S, Klinge B, Sorsa T, Yucel-Lindberg T. Mucin 4 and matrix

metalloproteinase 7 as novel salivary biomarkers for periodontitis. J Clin Periodontol. 2017 Mar;44(3):247-254

86. Hormia M, Thesleff I, Perheentupa J, Pesonen K, Saxén L. Aumento da taxa de secreção do fator de crescimento epidérmico salivar em pacientes com periodontite juvenil. Scand J Dent Res. 1993 Jun;101(3):138-44.
87. Oxford GE, Nguyen KH, Alford CE, Tanaka Y, Humphreys-Beher MG. Níveis elevados de EGF salivar estimulados pela cirurgia periodontal. J Periodontol. 1998 Abr;69(4):479-8
88. Kaufman E, Lamster IB. Análise da saliva para o diagnóstico periodontal - uma revisão. J Clin Periodontol. 2000 Jul;27(7):453-65
89. Booth V, Young S, Cruchley A, Taichman NS, Paleolog E. Vascular endothelial growth fator in human periodontal disease. J Periodontal Res. 1998 Nov;33(8):491-9
90. Kaufman E, Lamster IB. Análise da saliva para o diagnóstico periodontal - uma revisão. J Clin Periodontol. 2000 Jul;27(7):453-65.
91. Garito ML, Prihoda TJ, McManus LM. Salivary PAF levels correlate with the severity of periodontal inflammation. J Dent Res. 1995 Apr;74(4):1048-56.
92. Emekli-Alturfan E, Basar I, Malali E, Elemek E, Oktay S, Ayan F, Emekli N, Noyan U. Plasma tissue fator levels and salivary tissue fator activities of periodontitis patients with and without cardiovascular disease. Pathophysiol Haemost Thromb. 2010;37(2-4):77-81
93. Sewón LA, Karjalainen SM, Sainio M, Seppä O. Cálcio e outros factores salivares em indivíduos afectados por periodontite antes do tratamento. J Clin Periodontol. 1995 Abr;22(4):267-70
94. Romano F, Castiblanco A, Spadotto F, Di Scipio F, Malandrino M, Berta GN, Aimetti M. ICP-Mass-Spectrometry Ionic Profile of Whole Saliva in Patients with Untreated and Treated Periodontitis. Biomedicines. 2020 Sep 15;8(9):354

CAPÍTULO 5

BIOMARCADORES DE OUTRAS DOENÇAS ORAIS

MUCOSITE ORAL

Em 2021, Eniko Gebri e colegas utilizaram o teste ELISA para medir os níveis de osteopontina (OPN) no sangue e na saliva de 10 doentes submetidos a transplante autólogo de células estaminais periféricas (APSCT) em quatro fases diferentes do procedimento, bem como em 23 controlos saudáveis correspondentes. concluíram que o grau de gravidade da OM durante o APSCT[1] estava negativamente correlacionado com os níveis de OPN salivar e sérica.

Um estudo piloto realizado por Kiyomi A et al., 2022[2] , comparou as associações entre o grau de OM, a secura da mucosa oral e os mediadores inflamatórios (interleucina (IL)-1β, IL-6, IL-10, IL12p70, fator de necrose tumoral (TNF), prostaglandina E2 e fator de crescimento endotelial vascular) em doentes com cancro e voluntários saudáveis (HV). O objetivo do estudo foi identificar mediadores inflamatórios salivares candidatos que possam estar relacionados com a mucosite oral (MO) em doentes com cancro. Foram observadas correlações positivas significativas entre o grau de OM e os níveis salivares de IL-6, IL-10 e TNF. A secura da mucosa oral foi significativamente mais elevada no grupo HV do que nos grupos pré e pós-índice.

REFERÊNCIAS

1.Gebri E, Kiss A, Tóth F, Hortobágyi T. Salivary Osteopontin as a Potential Biomarker for Oral Mucositis. Metabolitos. 2021 Mar 30;11(4):208

2. Kiyomi A, Yoshida K, Arai C, Usuki R, Yamazaki K, Hoshino N, et al. (2022) Mediadores inflamatórios salivares como biomarcadores de mucosite oral e secura da mucosa oral em doentes com cancro: Um estudo piloto. PLoS ONE 17(4): e0267092

CAPÍTULO 6
BIOMARCADORES PARA DOENÇAS SISTÉMICAS

Marcadores de diabetes	**Marcadores de obesidade**	**Marcadores de doença renal crónica**	**Marcadores de doenças cardiovasculares**	**Cancro**	**Stress**	**Doença de Alzheimer**	**Covid 19**
Trombospondina Fructosamina Resistina Fator de células estaminais Chemerin EN-RAGE Progranulina Fetuina A	MCP-4 Progranulina Resistina Vaspina Fetuina A	Pentraxina	Proteína C-reactiva (PCR) Necrose tumoral alfa (TNFAlpha) Cortisol	MMPs	Cortisol Cromogranina A (CgA)	t-Tau Ab42	Interleucina 17

Quadro 1: Biomarcadores para doenças sistémicas

- **TROMBOSPONDINA**

Rica em fator de crescimento transformador (TGF)-β e um potente mediador angiostático, a proteína matricelular trombospondina (TSP)-1 é activada na obesidade e na diabetes e pode ter um papel na etiologia da desregulação metabólica e da falência de órgãos. As células vasculares sintetizam a TSP-1 em resposta à hiperglicemia, possivelmente através da ativação da hexosamina mediada pela glicose. As células do músculo liso vascular também apresentam uma regulação positiva da TSP-1 com a estimulação da leptina.

Gokyu M. et al. (2014) descobriram que as células monocíticas humanas estimuladas *pelo* lipopolissacarídeo (LPS) *de Porphyromonas gingivalis* tinham aumentado a expressão do gene *da* trombospondina-1 (TSP-1). Além disso, pode constituir uma nova molécula alvo para o tratamento periodontal[1] .

Liu et al. (2021) descobriram que a TSP-1 foi produzida em resposta ao lipopolissacárido *de Porphyromonas gingivalis* (LPS de *P. gingivalis*), e que a TSP-1 também aumentou com sucesso e simultaneamente as citocinas inflamatórias nos macrófagos THP-1. Isto implica que a TSP-1 está envolvida na fisiopatologia da periodontite. Através da via de sinalização p38MAPK, a TSP-1 aumentou efetivamente a degradação do tecido periodontal (matriz extracelular (ECM) e osso alveolar) desencadeada pelo LPS de *P. gingivalis*, sugerindo que pode ser um alvo terapêutico viável contra a periodontite[2] .

- **FRUCTOSAMINA**

Para além de ser utilizada como marcador glicémico de substituição para o rastreio da diabetes, a frutosamina (FA) tem potencial para ser útil no diagnóstico da pré-diabetes. A albumina e outras proteínas séricas totais são glicosiladas para produzir FA[3] , uma cetoamina. Em condições de concentrações elevadas de glucose, a FA aumenta. Dado que representa os níveis médios de glicose no sangue ao longo das 1-4 semanas anteriores, pode servir como um indicador clínico valioso das oscilações glicémicas transitórias e da regulação da glicose[4] . Como já foi referido, tem uma sensibilidade moderada e uma especificidade excelente, o que o torna útil em situações em que a fiabilidade da hemoglobina está comprometida. A conveniência e a relação custo-eficácia são outros dois benefícios da AF, uma vez que não requer jejum para a medição.

Em 2021, Z H Khoury et al. efectuaram uma revisão exaustiva para avaliar as provas que podem ser utilizadas para utilizar a frutosamina salivar como um marcador não invasivo fiável para rastrear e diagnosticar doentes com diabetes mellitus. Os resultados mostraram uma correlação positiva da frutosamina salivar com os níveis de glucose no sangue e a hemoglobina glicada (HbA1c)[5] .

FETUIN-A

A glicoproteína secretora hepática denominada fetuin-A (FetA)[6] tem sido associada a um maior risco de diabetes tipo 2 e suas complicações. Através da via de sinalização inflamatória do recetor 4 do tipo toll (TLR4), que provoca a produção de citocinas inflamatórias, foi sugerido que a FetA promove a resistência à insulina induzida por lípidos[7] . Foi efectuado um estudo por Vaithinathan Selvaraju et al., 2022[8] , para avaliar a relação entre as medidas de obesidade e a fetuina-A salivar, a insulina e a adiponectina. A adiponectina não foi o maior biomarcador para o diagnóstico; em vez disso, a fetuina-A e a insulina foram. A adiponectina teve uma relação negativa com as medidas e parâmetros de obesidade, mas a fetuina-A e a insulina apresentaram uma relação favorável. concluíram que os níveis de adiponectina, insulina e fetuina-A salivar estão relacionados com a obesidade.

- **DOENÇAS RENAIS CRÓNICAS**

Os marcadores salivares estão associados à doença renal em fase terminal. A lista de marcadores inclui cortisol, nitrito, ácido úrico, cloreto, pH, amilase e lactoferrina. As tiras de teste colorimétricas foram utilizadas para monitorizar o nitrato salivar e o ácido úrico antes e depois da hemodiálise. Foi sugerido que um teste salivar poderia ser utilizado pelos doentes para decidir quando é necessária diálise, eliminando assim visitas desnecessárias a uma clínica de diálise. O fosfato salivar tem sido utilizado com sucesso como biomarcador clínico para a hiperfosfatemia, que é um importante contribuinte para a calcificação cardiovascular na insuficiência renal crónica (IRC). Os doentes com IRC e em hemodiálise apresentavam níveis de fosfato salivar significativamente mais elevados em comparação com indivíduos de controlo saudáveis. A avaliação dos níveis de fosfato na saliva correlacionou-se positivamente com a creatinina sérica e a taxa de filtração glomerular. O fosfato salivar pode constituir um melhor marcador do que o fosfato sérico para o início do tratamento da hiperfosfatemia na IRC e na HD. Estes resultados também podem oferecer novas abordagens na terapia da hiperfosfatemia, estabelecendo medidas para ligar o fosfato salivar na cavidade oral antes de a saliva ser engolida[9] .

Sjöberg et al.,2016 demonstraram que os níveis de pentraxina (PTX3) estavam negativamente correlacionados com a taxa de filtração glomerular (TFG), mas não com o rácio albumina/creatinina urinária (ACR), após ajustamento para a idade, sexo, proteína C-reactiva e doença cardiovascular prevalecente em análises transversais. Nas análises longitudinais, os níveis de PTX3 previram a incidência de doença renal crónica

(DRC) após 5 anos em ambas as coortes[10] .

- **CÂNCER**

O cancro é o crescimento e desenvolvimento descontrolado de células no corpo e é uma das principais causas de morte em todo o mundo. As caraterísticas do cancro incluem a reprodução não inibida, a incapacidade de responder aos sinais de crescimento que provocam a paragem da divisão celular, a angiogénese persistente, a resistência à apoptose e a capacidade de invadir outros tecidos.

Rapado-González Ó et al., 2020[11] realizaram uma revisão sistemática e uma meta-análise para avaliar o valor diagnóstico dos biomarcadores salivares na deteção de tumores malignos não orais, a fim de definir melhor o valor da saliva como fluido alternativo para uma biopsia. Os resultados fornecem provas da potencial utilização da saliva como uma nova biópsia líquida para o rastreio do cancro e o diagnóstico precoce. Apesar de algumas limitações, os dados mostraram que os biomarcadores salivares têm sensibilidade e especificidade suficientes para serem utilizados na deteção do cancro não oral.

- **STRESS**

CORTISOL

O stress emocional é um fator de risco para a periodontite[12] . Um mecanismo proposto para explicar esta associação é que os níveis elevados de cortisol sérico associados ao stress emocional influenciam fortemente o processo inflamatório e a resposta imunitária[13] . A presença de cortisol na saliva é reconhecida há mais de 40 anos. Os níveis de cortisol salivar foram recentemente utilizados para avaliar o papel do stress emocional na doença periodontal. Foram encontrados níveis mais elevados de cortisol salivar em indivíduos com periodontite grave, elevado stress económico e elevada capacidade de lidar com as emoções, em comparação com indivíduos com pouca ou nenhuma doença periodontal, baixo stress económico e baixa capacidade de lidar com as emoções[14] . Embora o stress emocional, refletido nos níveis de cortisol salivar, pareça ser um fator de risco para a doença periodontal, as tentativas de diagnosticar a gravidade ou a atividade da doença periodontal com base nos níveis de cortisol salivar são prematuras. Para além das alterações na resposta do hospedeiro (por exemplo, tabagismo, má higiene oral e má adesão), o stress também provoca alterações no comportamento que podem ter efeitos significativos no periodonto.

Haiou Zhang et al., 2021[15] realizaram um ensaio de controlo aleatório para avaliar os níveis séricos, de cortisol salivar e de interleucina-1 B sérica em doentes com periodontite crónica com tabagismo e stress e sem tabagismo e stress em 600 amostras. 600 indivíduos de 200 indivíduos com periodontite crónica que tinham um nível positivo de depressão e eram fumadores (grupo I), 200 indivíduos com periodontite crónica sem depressão e não fumadores (grupo II) e 200 indivíduos que foram tomados como grupo de controlo. de indivíduos saudáveis com periodontite crónica, sem depressão e sem fumar (grupo III). Os níveis de cortisol salivar foram determinados por ensaio de imunoabsorção enzimática (ELISA). O resultado mostrou que existia uma correlação positiva entre os níveis de cortisol salivar da manhã e da noite em todos os grupos do coeficiente de correlação. Os níveis de cortisol salivar eram significativamente mais elevados no grupo de doentes em comparação com os grupos II e III. No entanto, quando os níveis de cortisol salivar foram comparados entre o grupo II e o grupo de controlo, o resultado mostrou um valor de p não significativo. Foi sugerido que o stress está positivamente correlacionado com os níveis de cortisol salivar em fumadores e não fumadores.

- **Cromogranina A (CgA)**

A cromogranina A é uma glicoproteína ácida que pertence a uma família de proteínas secretadas reguladas, armazenadas nos grânulos nucleares densos da medula suprarrenal e de muitas células neuroendócrinas e neurónios. Esta proteína foi originalmente identificada como a proteína solúvel mais importante nos grânulos secretores das células cromofílicas, libertada por exostose com catecolaminas da medula suprarrenal e das terminações nervosas simpáticas[16] .

Reshma et al 2013[17] realizaram um estudo de caso-controlo para determinar a associação entre a doença periodontal e os marcadores de stress. Para este estudo, foram selecionadas 60 pessoas como um grupo de casos, constituído por 30 pessoas com periodontite crónica e 30 pessoas saudáveis no grupo de controlo. Os níveis de CgA na saliva e no plasma foram determinados por ELISA. Foram encontrados níveis significativamente mais elevados de CgA na saliva e no plasma de pacientes com periodontite crónica em comparação com indivíduos saudáveis. A CgA é um biomarcador útil para uma avaliação, pelo menos parcial, da etiopatogénese da periodontite.

- **DOENÇA DE ALZHEMER**

A doença de Alzheimer é uma doença do cérebro que se agrava com o tempo. Caracteriza-se por alterações no cérebro que levam à acumulação de determinadas proteínas. Isto provoca o encolhimento do cérebro e a morte das células cerebrais. A doença de Alzheimer é a causa mais comum de demência, provocando um declínio gradual da memória, do pensamento, do comportamento e das capacidades sociais. Estas alterações afectam a capacidade de funcionamento de uma pessoa.

Em 2020, Santos et al[18] realizaram um estudo caso-controlo para analisar a associação entre as diferenças nas concentrações dos biomarcadores t-Tau e Ab42 em doentes com doença de Alzheimer (DA) confirmada e na saliva. indivíduos do grupo de inclusão mas sem DA. Verificou-se que a expressão de t-Tau em doentes com DA era significativamente menor do que em pessoas sem DA, enquanto a concentração salivar de Ab42 era maior em doentes com DA, mas não significativamente diferente da possibilidade de utilizar biomarcadores salivares. como marcadores preditivos no diagnóstico da doença de Alzheimer.

- **COVID -19**

A nova doença do coronavírus (SARS-CoV-2 ou COVID-19), um novo tipo de doença viral, causou mais de um milhão de infecções e mortes em todo o mundo. A deteção do SARS-CoV-2 na saliva de pacientes com COVID-19 forneceu uma forte razão para recomendar a saliva como a ferramenta mais fiável para a deteção do SARS-CoV-2[19] . A utilização da saliva para análises proteómicas revelou-se ideal para a deteção da COVID-19.

Akshay et al., 2022[20] procura identificar o papel da saliva não só como um mediador da COVID 19, mas também para compreender o seu papel no diagnóstico e como um biomarcador. Os resultados indicaram que a saliva pode ser uma escolha fiável e rentável tanto para o teste de título viral como para a marcação de bioanalitos, devido aos resultados favoráveis de especificidade e sensibilidade relatados na maioria dos estudos.

REFERÊNCIAS

1.Gokyu M, Kobayashi H, Nanbara H, Sudo T, Ikeda Y, Suda T, Izumi Y. A produção de trombospondina-1 é reforçada pelo lipopolissacárido de Porphyromonas gingivalis em células THP-1. PLoS One. 2014 Dec 12;9(12):e115107.

2. Liu X, Jin J, Liu Y, Shen Z, Zhao R, Ou L, Xing T. O objetivo da TSP-1 diminuiu a periodontite, atenuando a degradação da matriz extracelular e a destruição do osso alveolar. Int Immunopharmacol. 2021 Jul;96:107618

3.Ribeiro RT, Macedo MP, Raposo JF. HbA1c, Fructosamina e Albumina Glicada na Deteção de Condições Disglicémicas. Curr Diabetes Rev. 2016;12(1):14-9

4. Malmström H, Walldius G, Grill V, Jungner I, Gudbjörnsdottir S, Hammar N. Fructosamine is a useful indicator of hyperglycaemia and glucose control in clinical and epidemiological studies--cross-sectional and longitudinal experience from the AMORIS cohort. PLoS One. 2014 Oct 29;9(10):e111463.

5. Khoury ZH, Illesca P, Sultan AS. Salivary Fructosamine as a Noninvasive Glycemic Biomarker: Uma Revisão Sistemática. JDR Clin Trans Res. 2021 Out;6(4):382-389

6. Stefan N, Sun Q, Fritsche A, Machann J, Schick F, Gerst F, Jeppesen C, Joost HG, Hu FB, Boeing H, Ullrich S, Häring HU, Schulze MB. Impact of the adipokine adiponectin and the hepatokine fetuin-A on the development of type 2 diabetes: prospective cohort- and cross-sectional phenotyping studies. PLoS One. 2014 Mar 18;9(3):e92238.

7. Pal D, Dasgupta S, Kundu R, Maitra S, Das G, Mukhopadhyay S, Ray S, Majumdar SS, Bhattacharya S. Fetuin-A actua como um ligando endógeno de TLR4 para promover a resistência à insulina induzida por lípidos. Nat Med. 2012 Aug;18(8):1279-85.

8. Selvaraju V, Babu JR, Geetha T. Multiplexed measurements of salivary fetuin-A, insulin, and adiponectin as potential non-invasive biomarkers in childhood obesity. Cytokine. 2022 maio;153:155843.

9. Yoshizawa JM, Schafer CA, Schafer JJ, Farrell JJ, Paster BJ, Wong DT. Biomarcadores salivares: em direção a futuras utilidades clínicas e de diagnóstico. Clin Microbiol Rev. 2013 Oct;26(4):781-91.

10. Sjöberg B, Qureshi AR, Heimbürger O, Stenvinkel P, Lind L, Larsson A, Bárány P, Ärnlöv J. Association between levels of pentraxin 3 and incidence of chronic kidney

disease in the elderly. J Intern Med. 2016 Feb;279(2):173-9.

11. Rapado-González Ó, Martínez-Reglero C, Salgado-Barreira Á, Takkouche B, López-López R, Suárez-Cunqueiro MM, Muinelo-Romay L. Salivary biomarkers for cancer diagnosis: a meta-analysis. Ann Med. 2020 maio-Jun;52(3-4):131-144

12. Genco RJ. Visão atual dos factores de risco das doenças periodontais. J Periodontol. 1996 Oct;67(10 Suppl):1041-9

13. Chrousos GP, Gold PW. The concepts of stress and stress system disorders. Overview of physical and behavioral homeostasis (Visão geral da homeostase física e comportamental). JAMA. 1992 Mar 4;267(9):1244-52.

14. Genco RJ, Ho AW, Kopman J, Grossi SG, Dunford RG, Tedesco LA. Models to evaluate the role of stress in periodontal disease. Ann Periodontol. 1998 Jul;3(1):288-302

15. O'Connor DT, Frigon RP. Chromogranin A, the major catecholamine storage vesicle soluble protein. Formas de tamanho múltiplo, armazenamento subcelular e distribuição regional no tecido nervoso e cromafim elucidados por radioimunoensaio. J Biol Chem. 1984 Mar 10;259(5):3237-4

16. Reshma AP, Arunachalam R, Pillai JK, Kurra SB, Varkey VK, Prince MJ. Chromogranin A: Novel biomarker between periodontal disease and psychosocial stress. J Indian Soc Periodontol. 2013 Mar;17(2):214-8

17. Santos, G. A. A.; Olave, E. & Pardi, P. C. Biomarcadores salivares na doença de Alzheimer. Int. J. Morphol., 38(1):230-234, 2020.

18. Sabino-Silva R, Jardim ACG, Siqueira WL. Impactos do Coronavírus COVID-19 para a odontologia e potencial diagnóstico salivar. Clin Oral Investig. 2020 Apr;24(4):1619-1621.

19. Langalia A, Sinha N, Thakker V, Shah A, Shah J, Singh B. Saliva as a propitious diagnostic biofluid, biomarker, and bodies first line of defense against COVID-19: A review. J Family Med Prim Care. 2022 Jun;11(6):2292-2301

CAPÍTULO 7
TÉCNICAS DE ANÁLISE DE BIOMARCADORES SALIVARES

Os biomarcadores da saliva podem ser detectados por exame microscópico direto utilizando vários métodos, sendo as técnicas microbiológicas mais importantes as sondas de ADN, a hibridação ADN-ADN em tabuleiro de controlo e a reação em cadeia da polimerase (PCR). Os métodos imunológicos também podem ser utilizados para a identificação indireta de microrganismos. Estes métodos imunológicos incluem o ensaio de imunofluorescência direta e indireta (IFA), a citometria de fluxo, o ELISA, os ensaios de membrana e a aglutinação em látex.

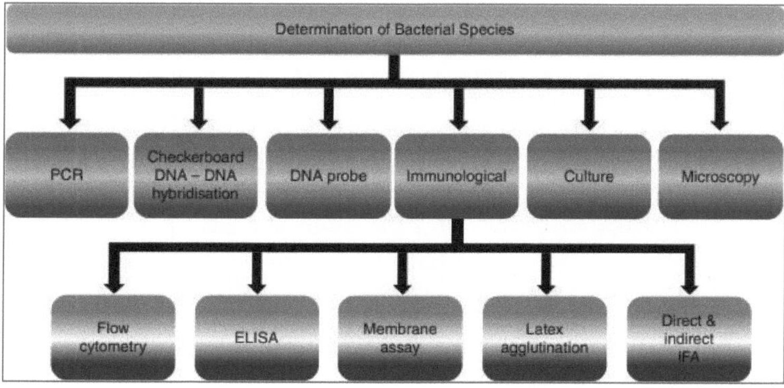

Figura 1: Técnicas laboratoriais disponíveis para investigação microbiológica

- **TÉCNICAS CONVENCIONAIS**

Reação em cadeia da polimerase (PCR)

Esta técnica pode ultrapassar as desvantagens da técnica de cultura e pode ser utilizada para fins qualitativos ou quantitativos. Os métodos qualitativos incluem métodos baseados na PCR e métodos enzimáticos. A PCR em tempo real (RT-PCR) é utilizada para medir a quantidade de ADN e pode ser utilizada tanto para fins qualitativos como quantitativos. As amostras de saliva e de FGC também podem ser analisadas quanto ao conteúdo microbiológico por RT-PCR.

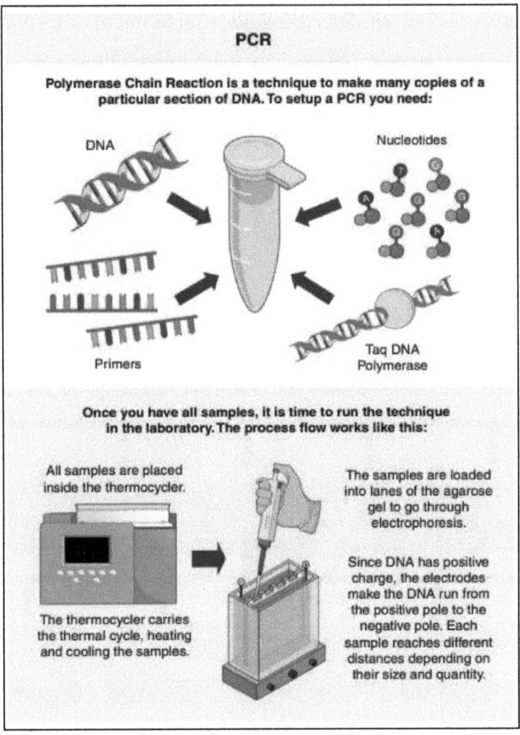

Figura 2: Reação em cadeia da polimerase

Aino Salminen et al.,2015 realizaram um estudo para investigar o valor das concentrações salivares dos quatro principais agentes patogénicos periodontais e a sua combinação no diagnóstico da periodontite utilizando a análise quantitativa por PCR em tempo real[1] .

ENSAIO DE IMUNOABSORÇÃO ENZIMÁTICA (ELISA)

Uma vez que o teste ELISA é sensível, económico, altamente reprodutível e tem um elevado rendimento, é amplamente utilizado. Em comparação com a espetrometria de massa (MS), é muito mais sensível na deteção de citocinas pró- e anti-inflamatórias.

Os ensaios de matriz plana e os ensaios com microesferas são dois ensaios múltiplos fundamentais que foram desenvolvidos para a quantificação simultânea de numerosos parâmetros graças aos progressos da tecnologia ELISA.

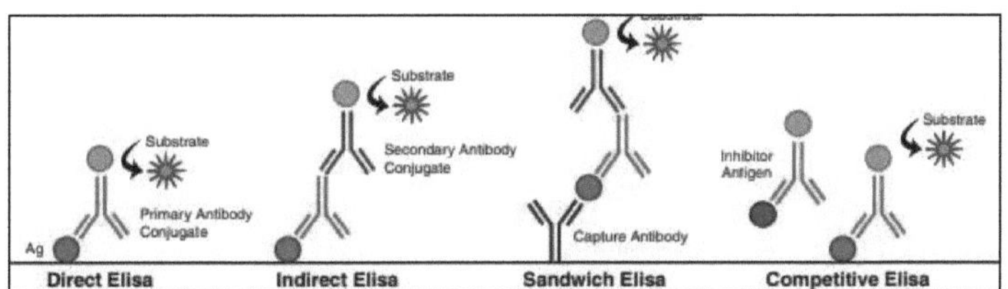

Figura 3: Diferentes tipos de ELISA

Em 2016, Seok-Mo Heo et al. realizaram uma investigação clínica controlada em pacientes com periodontite crónica, bem como em pacientes saudáveis do ponto de vista periodontal. Trinta e três pacientes com periodontite crónica e trinta e seis indivíduos saudáveis forneceram amostras de saliva total para análise. Para verificar se o anticorpo monoclonal anti-CSP1 (mAb) se liga à proteína salivar comum 1 (CSP1) na saliva humana, foram realizados blotting imunológico e eletroforese em gel de poliacrilamida com dodecil sulfato de sódio. Foi criado um sistema interno para ensaios de imunoabsorção enzimática (ELISA) em sanduíche. Utilizando o sistema ELISA em sanduíche CSP1, foram medidas as concentrações de CSP1 na saliva de 36 pessoas saudáveis e 33 doentes periodontais[2] .

ENSAIO IMUNOFLUORESCENTE

Os ensaios de imunofluorescência direta e os ensaios de imunofluorescência indireta são as duas variedades. Numa experiência de imunofluorescência indireta, um anticorpo conjugado reage diretamente com o antigénio. A combinação antigénio-anticorpo primário e o anticorpo secundário conjugado com fluoresceína interagem no ensaio de imunofluorescência indireta[3] .

A fim de verificar a existência e a quantidade de *A. actinomycetemcomitans* na placa dentária subgengival humana, Bonta et al. (1985)[4] avaliaram a microscopia de imunofluorescência e compararam-na com a cultura das mesmas amostras. Os resultados mostraram que, em comparação com a cultura bacteriana, a microscopia de imunofluorescência indireta para *A. actinomycetemcomitans* é extremamente sensível e específica.

- **TÉCNICAS AVANÇADAS**

ESPECTROMETRIA DE MASSA (MS)

Os avanços tecnológicos na espetrometria de massa e proteómica produziram dados significativos e potenciais metodologias para a identificação de biomarcadores para uma variedade de doenças, incluindo a periodontite. O proteoma pode ser significativamente afetado pela técnica utilizada para recolher amostras de saliva e pelas técnicas de manuseamento utilizadas (Lee et al. 2010). Durante longos períodos de tempo, é aconselhável manter as amostras no congelador mais frio possível. De acordo com Preiano et al. (2014), as amostras podem ser mantidas estáveis durante meses a -80 °C. Com base em proteómica quantitativa e espetrometria de massa: Os meios de crescimento que contêm isótopos pesados ou leves podem ser utilizados para marcar metabolicamente as proteínas. A derivatização pode então ocorrer usando etiquetas isobáricas ou etiquetas químicas que são isotopicamente diferentes após a digestão proteolítica (Zhu et al. 2018; Wright 2018; Yang et al. 2017). Métodos adicionais de quantificação "sem rótulo" eliminam a rotulagem e, em vez disso, dependem da análise avançada de software. Estes métodos medem as concentrações relativas de analitos peptídicos em duas ou mais amostras.
Paulina Grocholska et al.,2023 apresentaram relatórios sobre abordagens qualitativas e quantitativas em metabolómica e proteómica salivares[5] .

ELECTROFORESE EM GEL

É um método de separação e análise de macromoléculas e dos seus fragmentos, com base no seu tamanho e carga eléctrica. As amostras de tecido gengival podem ser analisadas com esta técnica.

Um estudo realizado por Hang Haw Chan et al. (2012)[6] analisou as proteínas salivares associadas à periodontite em pessoas com diabetes mellitus tipo 2 (T2DM). A eletroforese bidimensional em gel de poliacrilamida foi utilizada para separar as proteínas que foram precipitadas a partir de amostras de saliva após terem sido recolhidas e tratadas com 10% de TCA/acetona/20 mM DTT.

MICROARRAY DE ALTO RENDIMENTO

É um método de separação e análise de macromoléculas e seus fragmentos, com base no seu tamanho e carga eléctrica. As amostras de tecido gengival podem ser analisadas com esta técnica.

Novos conhecimentos sobre a identificação de biomarcadores salivares estão a ser fornecidos por desenvolvimentos recentes em tecnologias transcriptómicas de elevado rendimento, que têm o potencial de melhorar a precisão da deteção salivar de doenças periodontais. Um grupo de transcrições, ou ácido desoxirribonucleico (ADN) que é transcrito em ácido ribonucleico (ARN), encontrado na saliva é designado por transcriptoma salivar. A análise do transcriptoma permite determinar quais os genes que são expressos e se a saliva de pacientes com doença periodontal e a saliva saudável diferem em termos de expressão genética. A Figura 4 mostra as tecnologias de elevado rendimento do transcriptoma utilizadas para descobrir biomarcadores salivares.

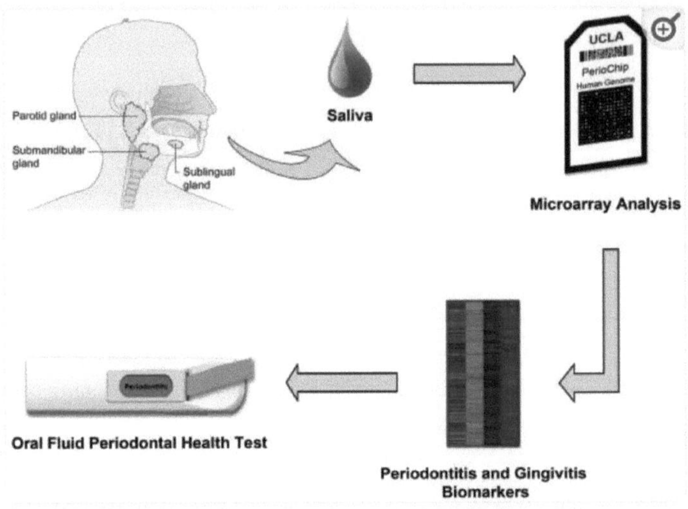

Figura 4: Descoberta de biomarcadores salivares através de tecnologias transcriptómicas de elevado rendimento

CITOMETRIA DE FLUXO

É um método de separação e análise de macromoléculas e dos seus fragmentos, com base no seu tamanho e carga eléctrica. As amostras de tecido gengival podem ser analisadas com esta técnica.

Outro nome para esta técnica é citofluorografia. Permite a identificação de microrganismos individuais ou em grupo em amostras de placas, utilizando as suas propriedades citométricas não padronizadas. As bactérias são então marcadas com um segundo anticorpo conjugado com fluoresceína e um anticorpo específico da espécie, e é utilizado um citómetro de fluxo para separar as bactérias numa suspensão de células individuais.

A fim de determinar o fenótipo leucocitário e os títulos totais de imunoglobulina A (IgA), IgG e IgM na saliva de pessoas que sofrem de periodontite crónica.

Priscilla F. Naiff et al. (2014)[7] realizaram um estudo com doze pacientes com periodontite crónica e vinte e sete participantes de controlo saudáveis (n = 27) que tiveram as suas amostras de saliva recolhidas. Utilizando citometria de fluxo, a frequência de células T (CD4(+) e CD8(+)), células B e células natural killer (NK), bem como a população total de leucócitos. Os títulos de imunoglobulina foram determinados por ensaio de imunoabsorção enzimática de pontos. Os resultados mostram que a fenotipagem celular por citometria de fluxo pode ser uma ferramenta eficaz para determinar o perfil dos leucócitos em amostras de saliva de doentes com PC e de indivíduos saudáveis.

TESTE DE BANA

Porphyromonas gingivalis, Treponema denticola e Tannerella forsythia estão entre as bactérias do "complexo vermelho" que colonizam as superfícies na margem gengival ou abaixo dela, causando a rutura do ligamento periodontal e do osso alveolar. A perda de ligação ao dente resulta da degeneração do PDL e do osso alveolar. As espécies acima mencionadas têm perfis enzimáticos semelhantes e possuem enzimas semelhantes à tripsina[8] . Ao hidrolisar a enzima semelhante à tripsina8 , a N-benzoilDL-arginina-2-naftilamida (teste enzimático BANA) é um teste de diagnóstico rápido e exato que pode revelar pormenores sobre a bactéria.

Um estudo comparativo foi realizado por Kozlovsky et al. em 1994[9] para investigar a relação entre as caraterísticas do mau odor oral e o teste BANA (Perioscan, Oral-B). 52 israelitas adultos constituíram a população de sujeitos, 43 dos quais referiram ter mau hálito. Foram utilizadas medidas de pico e de estado estacionário para avaliar o mau odor oral.

SALIVÓMICA

Na última década, registaram-se muitas mudanças no diagnóstico e na investigação de doenças devido às tecnologias avançadas e aos progressos da química e da física. Estes avanços levaram à descoberta de marcadores de doenças novos e inovadores para doenças auto-imunes, doenças malignas, doenças endócrinas, doenças genéticas, etc. A conceção do estudo, o procedimento de amostragem, a medição da amostra, a análise e a interpretação dos dados são parâmetros críticos nos estudos de descoberta de biomarcadores[10] . De um modo geral, as duas principais abordagens utilizadas para descobrir biomarcadores em fontes de biofluidos, como o sangue, a urina, o leite e os meios de cultura de células, são a investigação orientada e a não orientada.

Uma abordagem orientada permite obter um quadro geral completo da fisiologia ou patologia e dos processos de doença, bem como encontrar novos biomarcadores que possam ser produzidos ou libertados durante a doença e que possam ser medidos por determinados métodos. A abordagem não orientada é uma abordagem imparcial para a descoberta de biomarcadores que se baseia unicamente em múltiplas técnicas de perfil "ómico" utilizadas para analisar sistematicamente os fluidos corporais. Os biomarcadores moleculares podem ser descobertos utilizando plataformas genómicas, transcriptómicas, proteómicas, metabolómicas, lipidómicas, glicómicas e secretómicas.

A compreensão do proteoma salivar humano é um pré-requisito para a compreensão dos processos fisiológicos e patológicos envolvidos na saúde oral e é crucial para a identificação de biomarcadores relevantes para as doenças orais.

A saliva contém uma variedade de biomoléculas, incluindo ADN, ARNm, micro ARNm, proteínas, metabolitos e microbiota. As alterações na concentração destas biomoléculas na saliva podem ser utilizadas para desenvolver biomarcadores não regulados para ajudar a detetar doenças orais e sistémicas precoces, avaliar o prognóstico da doença e o risco e monitorizar a resposta ao tratamento[11] . O termo "salivómica" foi cunhado em 2008 para refletir a informação sobre os vários componentes "ómicos" da saliva, incluindo o genoma, o epigenoma, o transcriptoma, o proteoma, o metaboloma e o microbioma[12] .

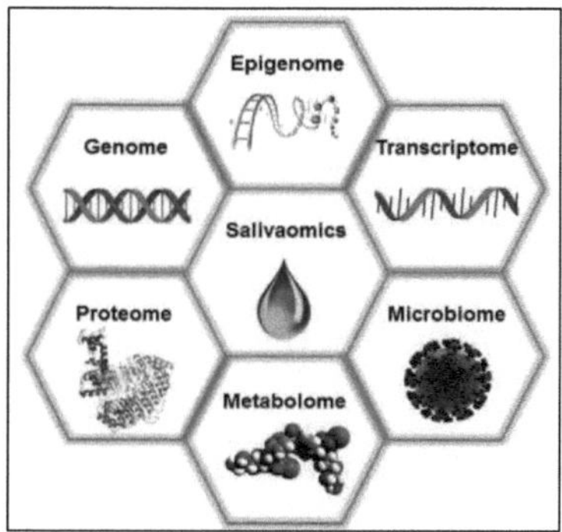

Figura 5: Os componentes da salivaómica. Salivaómica como os vários constituintes "ómicos" da saliva, incluindo a genómica (humana e microbiana), o microbioma oral, o epigenoma (metilação do ADN), o transcriptoma (ARNm, ARNm e outros ARN não codificantes), o proteoma e o metaboloma.

O GENOMA SALIVAR E O EPIGENOMA

O genoma da saliva é constituído por ADN humano e microbiano. Quase 70% do genoma da saliva é de origem humana, os restantes 30% provêm do microbiota oral[13] . As análises genéticas e epigenéticas da saliva produzem perfis transcricionais de genes que reflectem processos genéticos patológicos anormais. A metilação do ADN é um processo epigenético que pode mudar em resposta ao tempo, ao desenvolvimento ou ao ambiente. A metilação anormal dos genes (por exemplo, hipermetilação do promotor) é comum nos cancros. A saliva contém uma vasta gama de ensaios biológicos que são informativos em aplicações de diagnóstico clínico[14] .

Embora a proteómica seja a primeira escolha como ensaios de diagnóstico na saliva, os alvos genómicos surgiram como biomarcadores altamente informativos e discriminatórios. Isto é combinado com a capacidade de utilizar informação genómica com plataformas tecnológicas de elevado rendimento, tais como microarrays de todo o genoma e alvos genómicos da saliva, para investigar o valor da saliva na deteção de certos estados de doença e para aumentar o valor diagnóstico e discriminatório do proteoma da saliva para aplicações clínicas. A análise transcricional salivar efectuada pelo nosso grupo fornece provas claras da utilidade clínica e do potencial da análise do mRNA salivar humano[15] .

Os polimorfismos genéticos associados à doença da periodontite estão a aumentar e há fortes evidências que apoiam a proposta de que os genes desempenham um papel na suscetibilidade e progressão periodontal. Os biomarcadores genéticos incluem a mutação do gene da catepsina C, a mutação do gene do colagénio, os polimorfismos da IL-1, os polimorfismos da IL-10 e os polimorfismos do TNF.

TRANSCRIPTOMES (mRNA E MICRORNA)

No nosso grupo, utilizámos a tecnologia de microarray para identificar pela primeira vez o transcriptoma salivar humano, permitindo uma análise de alto rendimento[14] . Os pequenos RNAs não codificantes (19-25 nucleótidos) que são codificados por genes mas não se convertem em proteínas são conhecidos como microRNAs. Os microRNAs desempenham um papel vital em numerosos processos biológicos, como a sobrevivência, a proliferação e a diferenciação das células. O transcriptoma salivar foi sequenciado e caracterizado utilizando a sequenciação paralela massiva de transcrições (utilizando RNA-Seq), a fim de progredir na identificação de biomarcadores de ARN extracelular na saliva. Vinte a vinte e cinco por cento das leituras sequenciadas da saliva sem células correspondem às sequências do genoma humano e trinta por cento das sequências correspondem ao microbioma oral humano.

O PROTEÓMIO

Mais de 2.000 proteínas são encontradas na saliva, e estas proteínas estão envolvidas numa variedade de processos biológicos que preservam a homeostase oral[15] . Mesmo durante a recolha e processamento da saliva, a degradação das proteínas salivares ocorre rapidamente, o que pode reduzir a utilidade terapêutica da saliva. O componente proteico do genoma é designado por proteoma e o exame da porção expressa do genoma é designado por proteómica. O grande potencial terapêutico dos proteomas nos fluidos corporais como fontes de indicadores de doença torna-os valiosos. Uma gama completa de condições de saúde oral e geral pode ser obtida através de uma investigação mundial dos proteomas salivares humanos. A análise do proteoma salivar humano é crucial para compreender a saúde oral e a etiologia das doenças. O National Institute of Dental and Craniofacial Research/National Institutes of Health concedeu financiamento a três organizações de investigação para decifrar de forma abrangente o proteoma salivar humano. Foram feitos progressos significativos na catalogação das proteínas da saliva humana e na exploração das suas modificações pós-traducionais.

O METABOLOMA

O metaboloma é uma ferramenta útil para identificar biomarcadores, acompanhar o estado fisiológico e escolher a melhor forma de tratamento, uma vez que permite a avaliação simultânea de uma variedade de metabolitos endógenos e exógenos, tais como lípidos, aminoácidos, péptidos, ácidos nucleicos, ácidos orgânicos, vitaminas, tióis e hidratos de carbono[16] . "Metabolómica" refere-se à identificação, medição e análise exaustivas destes metabolitos. A metabolómica é considerada uma ferramenta promissora que pode ajudar a identificar biomarcadores, acompanhar o estado da saúde oral e ajudar os médicos a planear tratamentos e a vigiar os seus doentes.

EXOSOMES

Os exossomas são ricos em proteínas, mRNA, microRNAs, citocinas e receptores de factores de transcrição, todos eles com potenciais aplicações no estudo do envelhecimento, do cancro e de muitas outras doenças. [16] A utilização de exossomas de saliva ajuda na descoberta de biomarcadores, uma vez que elimina a possibilidade de impurezas ou materiais estranhos, como restos de comida[17] . Os exossomas salivares continham componentes distintos que não se encontravam em toda a saliva. Por exemplo, havia diferenças na expressão dos marcadores CD9 e CD81 baseados na membrana da saliva entre pacientes com doenças orais e indivíduos saudáveis. Os microRNAs encontrados no soro e na saliva são alegadamente abundantes principalmente nos exossomas[18] . Os exossomas da saliva foram parcialmente segregados por microrganismos de colonização oral e produzidos principalmente pelas glândulas salivares. Foram descobertos novos biomarcadores de exossomas salivares em doentes com doença inflamatória intestinal (DII) e em controlos saudáveis para a DII utilizando a análise de espetroscopia de massa shotgun[19] .

REFERÊNCIAS

1. Langalia A, Sinha N, Thakker V, Shah A, Shah J, Singh B. Saliva as a propitious diagnostic biofluid, biomarker, and bodies first line of defense against COVID-19: Uma revisão. Jornal de Medicina Familiar e Cuidados Primários. 2022 Jun 1;11(6):2292-301.

2. Seok-Mo Heo, Sol Lee. Níveis de proteína salivar comum 1 em indivíduos saudáveis e pacientes periodontais. Journal of Periodontal & Implant Science 2016; 46(5): 320-328
3. Nithya SJ, Sankaranarayanan R, Hemalatha VT, Sarumathi T. Imunofluorescência em lesões orais. J Oral Maxillofacial Pathology: JOMP; Set-Dez(3):402-406.
4. Bonta etal. Rapid Identification of Periodontal Pathogens in Subgingival Plaque (Identificação rápida de agentes patogénicos periodontais na placa subgengival): Comparação da Microscopia de Imunofluorescência Indireta com a Cultura Bacteriana para a Deteção de Actinobacillus actinomycetemcomitans. J Dent Res 64(5):793-798, maio, 1985
5. Li Y, Zhou X, St John MA, Wong DT. Perfil de RNA da saliva livre de células usando tecnologia de microarray. J Dent Res. 2004;83(3):199-203.
6. Chan HH, Rahim ZH, Jessie K, Hashim OH, Taiyeb-Ali TB. Proteínas salivares associadas à periodontite em pacientes com diabetes mellitus tipo 2. Revista Internacional de Ciências Moleculares. 2012 Abr 12;13(4):4642-54.
7. Naiff PF, Ferraz R, Cunha CF, Orlandi PP, Boechat AL, Bertho AL, Dos-Santos MC. Imunofenotipagem na saliva como uma abordagem alternativa para avaliação da imunopatogenia na periodontite crónica. Journal of periodontology. 2014 May;85(5):e111-20.
8. Dhalla N, Patil S, Chaubey KK, Narula IS. A deteção de microrganismos BANA na periodontite adulta antes e depois da destartarização e alisamento radicular com o kit de teste BANA-Enzymatic™: Um: estudo: in vivo. Jornal da Sociedade Indiana de Periodontologia. 2015 Jul 1;19(4):401-5.
9. Kozlovsky A, Gordon D, Gelernter I, Loesche WJ, Rosenberg M. Correlação entre o teste BANA e os parâmetros de mau odor oral. Journal of dental research. 1994 maio;73(5):1036-42.
10. Zhou C, Simpson KL, Lancashire LJ, Walker MJ, Dawson MJ, Unwin RD, Rembielak A, Price P, West C, Dive C, Whetton AD. Statistical considerations of optimal study design for human plasma proteomics and biomarker discovery (Considerações estatísticas sobre a conceção ideal de estudos para proteómica do plasma humano e descoberta de biomarcadores). Journal of proteome research. 2012 Abr 6;11(4):2103-13.
11. Denny P, Hagen FK, Hardt M, Liao L, Yan W, Arellanno M, Bassilian S, Bedi GS, Boontheung P, Cociorva D, Delahunty CM. The proteomes of human parotid and

submandibular/sublingual gland salivas collected as the ductal secretions. Journal of proteome research. 2008 maio 2;7(5):1994-2006.

12. Wong DT. Salivaomics. O Jornal da Associação Dentária Americana. 2012 Oct 1;143:19S-24S.
13. Rylander-Rudqvist T, Hakansson N, Tybring G, Wolk A. Quality and quantity of saliva DNA obtained from the self-administrated oragene method-a pilot study on the cohort of Swedish men. Cancer Epidemiology Biomarkers & Prevention. 2006 Sep 1;15(9):1742-5.
14. Li Y, Zhou X, St. John MA, Wong DT. Perfil de RNA da saliva livre de células usando tecnologia de microarray. Journal of dental research. 2004 Mar;83(3):199-203.
15. Hart TC. Considerações genéticas de risco na doença periodontal humana. Opinião atual em periodontologia. 1994 Jan 1:3-11.
16. Bandhakavi S, Stone MD, Onsongo G, Van Riper SK, Griffin TJ. Uma plataforma de análise de compressão de gama dinâmica e de fracionamento tridimensional de péptidos expande a cobertura do proteoma e o potencial de diagnóstico da saliva total. J Proteome Res 2009: 8: 5590-5600
17. Arakaki AK, Skolnick J, McDonald JF. Os metabolitos marcadores também podem ser alvos terapêuticos. Nature. 2008 Nov 27;456(7221):443
18. Michael, A. et al. Exossomas da saliva humana como fonte de biomarcadores de microRNA. Oral. Dis. 16, 34-38 (2010)
19. Zheng, X. et al. PSMA7 exossómico salivar: um biomarcador promissor da doença inflamatória intestinal. Célula de Proteína 8, 686-695 (2017)

CAPÍTULO 8
DIAGNÓSTICO NO LOCAL DE TRATAMENTO

Devido à sua natureza crónica, a periodontite desenvolve-se na cavidade oral sem causar um desconforto significativo e, frequentemente, os doentes só procuram tratamento profissional após uma destruição significativa do periodonto. Assim, existe a necessidade de diagnosticar a periodontite nas suas fases iniciais utilizando um método simples, seguro e prontamente disponível. As medições radiográficas e clínicas que utilizam a profundidade da bolsa de sondagem (PD), a hemorragia à sondagem (BOP) e o nível de confirmação clínica (CAL) são atualmente utilizadas para diagnosticar a periodontite (Salvi et al., 2008). No entanto, estas medições clínicas tradicionais são demoradas e fornecem informações limitadas porque são indicadores de doença periodontal passada e não da atividade atual da doença. Até à data, o melhor preditor de gengivite é o BOP, mas este método está associado a demasiados falsos positivos (Lang et al., 1990). A necessidade de testes centrados no paciente para diagnosticar a periodontite não é satisfeita. A saliva é o fluido biológico ideal como ferramenta de diagnóstico da periodontite.

O diagnóstico da periodontite através da saliva deve ser efectuado como um teste de ponto de atendimento (POC). O teste POC é um teste médico efectuado fora de um laboratório, no ponto de atendimento do paciente ou perto dele, incluindo à cabeceira do paciente, no consultório do médico e em casa do paciente. É simples, fiável, acessível e rápido. Os dispositivos Lab-a-chip e microfluídicos são particularmente promissores para as amostras de saliva e de FGC. Estes testes também podem ajudar a detetar episódios de atividade da doença na periodontite crónica, que é de natureza episódica (Giannobile et al. 2009). Quando a periodontite é diagnosticada com um dispositivo POC que utiliza saliva, os pacientes podem facilmente diagnosticar a sua periodontite em casa e visitar a clínica dentária numa altura conveniente. Nas clínicas dentárias, a atividade atual da doença e as respostas ao tratamento podem ser monitorizadas simplesmente a partir do lado da cadeira.

Os alvos de diagnóstico que utilizam tecnologias POC centram-se em pequenas moléculas, como ácidos nucleicos, proteínas e produtos metabólicos. As vantagens dos testes POC são a eliminação de uma amostra de sangue e a redução dos custos adicionais de armazenamento e transporte e o processamento da amostra num laboratório específico. Obter o resultado da análise muito rapidamente é uma das vantagens mais importantes. Além disso, é necessária menos formação e menos recursos, o que permite o rastreio de grandes populações num curto espaço de tempo. As desvantagens dos testes POC são a necessidade de validação de uma amostra específica de biofluido e de uma doença específica, bem como o seu elevado custo.

Dispositivos POC em Periodontologia:

Foram desenvolvidos vários dispositivos POC para o diagnóstico salivar da periodontite. O dispositivo, denominado Plataforma Microfluídica Integrada para Diagnóstico Oral (IMPOD), foi capaz de detetar proteínas salivares com um pequeno volume de amostra (10 μL) e uma sensibilidade significativa através da integração do pré-tratamento da amostra (filtração, enriquecimento, mistura) com imunoensaios electroforéticos e laser.. -fluorescência induzida por laser. sistema de identificação. Este dispositivo foi utilizado para medições rápidas (~10 min) de MMP-8, TNF-α, IL-6 e CRP na saliva (Herr et al, 2007). No entanto, não foi comunicada a validação num contexto clínico.

Uma equipa da Universidade do Texas em Austin desenvolveu um sistema lab-on-a-chip (LOC) que combina microfluídica e um sistema ótico baseado em fluorescência para realizar imunoensaios em sanduíche com esferas quimicamente sensibilizadas. A aplicação do sistema LOC para a medição múltipla de três biomarcadores salivares, a proteína C-reactiva, a MMP-8 e a IL-1β, associados a

com a expressão clínica da periodontite. Um dispositivo POC que utilize este método LOC pode medir com precisão os níveis do biomarcador salivar MMP-8, indicando assim se um paciente tem saúde periodontal, gengivite ou doença periodontal.

KIT DE TESTE	FUNÇÕES	OBJECTIVO DO DIAGNÓSTICO
Plataforma microfluídica integrada para diagnóstico(IMPOD)	Quantificação de um biomarcador de doença oral	Pode quantificarMMP-8
Periogard	Detecta aspartato aminotransferase	GCF Nível AST
Relógio de bolso	Detecta AST	GCF Nível AST
Periosafe	Teste baseado no paciente	Detecta MMP-8 salivar
Seguro para implantes	Teste no local	Detecta MMP-8 no GCF

Quadro 1: Diagnósticos bioquímicos no local de prestação de cuidados (POC) utilizando amostras de saliva ou do FGC

Aplicações futuras:

Para um maior desenvolvimento e aplicação dos testes de periodontite POC, os investigadores e os clínicos devem concentrar-se em três diagnósticos de periodontite a montante e a jusante.

Em primeiro lugar, devem ser estabelecidos protocolos normalizados de recolha e manuseamento de amostras, para que os resultados da deteção possam ser facilmente comparados no mesmo sistema de avaliação.

Em segundo lugar, podem ser exploradas duas direcções diferentes para o desenvolvimento de plataformas POCT para a periodontite: prevenção e previsão. Métodos de leitura POCT qualitativos ou semiquantitativos simples e convenientes (por exemplo, deteção colorimétrica) são úteis para a prevenção da periodontite. As plataformas POCT baseadas em métodos quantitativos, como os métodos de fluorescência e electroquímicos, são recomendadas para o prognóstico da periodontite, uma vez que fornecem resultados mais precisos.

Em terceiro lugar, para analisar os resultados, a telemedicina pode ser criada através de uma aplicação móvel ou de um sítio Web, para que os pacientes possam consultar os médicos.

Além disso, pode ser criado um ficheiro de dados pessoais para cada utilizador, contendo resultados de identificação pessoal para acompanhar o seu historial médico. Através da recolha de dados de diagnóstico e terapêuticos (incluindo resultados de diagnóstico ambulatório, programas de tratamento e resultados de prognóstico) de todos os pacientes com periodontite, pode ser criada uma base de dados na nuvem sobre o tratamento da periodontite. Juntamente com a aprendizagem automática e a análise de grandes volumes de dados, os pacientes poderão ter acesso a um diagnóstico mais exato e a métodos de tratamento mais eficazes no futuro.

CAPÍTULO 9
CONCLUSÃO

O futuro do diagnóstico da doença periodontal utilizando diagnósticos salivares parece prometedor, mas podem surgir obstáculos a estas abordagens no contexto clínico. As principais vantagens do diagnóstico salivar são óbvias:

(i) Pode ser detectado um nível muito baixo de um biomarcador específico

(ii) Pode ser efectuado de forma fácil e não invasiva

A validação de novos diagnósticos periodontais terá de ser comparada com os actuais "padrões de ouro" da doença, como os níveis de fixação clínica, em grandes populações de pacientes. Deve ser dada maior ênfase à formação dos clínicos em matéria de diagnóstico, risco e prevenção de doenças através do sector da saúde pública antes de os diagnósticos serem integrados na prática clínica periodontal de rotina.

Embora seja necessário realizar um trabalho considerável para confirmar a utilidade destes biomarcadores salivares, os analitos caraterísticos das fases activas da periodontite podem revelar-se valiosos na identificação de doentes com maior suscetibilidade à doença, na identificação de locais com doença ativa, na previsão de locais que terão doenças activas num futuro próximo e/ou na utilização como parâmetros de substituição para a monitorização da terapia.

O desenvolvimento e a implementação de tecnologias modernas que utilizam biomarcadores específicos no lado da cadeira parecem estar no horizonte e são susceptíveis de aumentar a perceção do diagnóstico e do prognóstico clínicos.

Embora ainda existam desafios a enfrentar, a utilização de diagnósticos de fluidos orais baseados na saliva parece promissora para uma futura aplicação no diagnóstico de doenças periodontais e no prognóstico dos resultados do tratamento periodontal.

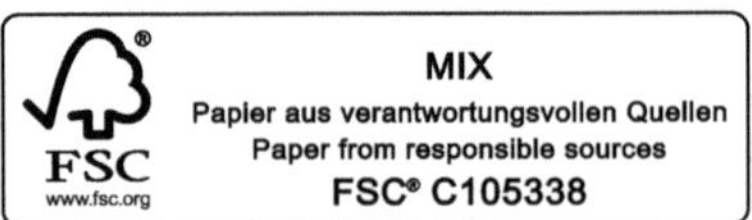

Printed by Books on Demand GmbH, Norderstedt / Germany